Sina Hochleutner

Hautklar

Das Buch für eine reine Haut
nach dem Absetzen
der Pille.

VauVerlag

HAFTUNGSAUSSCHLUSS

Es ist nicht Zweck dieses Buches, dir medizinischen Rat zu geben, Diagnosen zu stellen oder dich davon abzuhalten, zu einem Arzt zu gehen. Du solltest Informationen aus diesen Seiten niemals als alleinige Quelle für gesundheitsbezogene Entscheidungen verwenden. Bei gesundheitlichen Beschwerden frage einen anerkannten Therapeuten, Arzt oder Apotheker. Die Artikel und Aufsätze dieser Seiten werden ohne direkte medizinisch-redaktionelle Begleitung und Kontrolle bereitgestellt. Bitte niemals Medikamente (Heilkräuter eingeschlossen) ohne Absprache mit einem Therapeuten, Arzt oder Apotheker einnehmen. Die Informationen sind nach bestem Wissen und Gewissen zusammengestellt, ich hafte jedoch nicht für etwaige Schwangerschaften oder gesundheitliche Beschwerden, die in Folge dieser oder anderer Informationen entstehen. Die Leserin ist für ihre physische und psychische Gesundheit in vollem Umfang selbst verantwortlich. Sämtliche Maßnahmen, die die Leserin aufgrund des Buches durchführt, liegen in ihrem eigenen Verantwortungsbereich.

Im Text enthaltene externe Links konnten nur bis zum Zeitpunkt der Buchveröffentlichung eingesehen werden, darauf weist der Verlag ausdrücklich hin. Der Verlag hat auf spätere Veränderungen keinen Einfluss und ist daher von der Haftung ausgeschlossen.

Die Autorin als auch der Verlag haben die Inhalte dieses Buches mit größtmöglicher Sorgfalt erarbeitet, recherchiert und überprüft. Dennoch kann eine Garantie weder von der Autorin noch vom Verlag übernommen werden. Zudem wird eine Haftung für irgendwelche Sach-, Personen- und Vermögensschäden von Seiten des Verlags sowie der Verfasserin ausgeschlossen.

COPYRIGHT

Das Werk, einschließlich seiner Teile, ist urheberrechtlich geschützt. Jede Verwertung ist ohne Zustimmung des Verlages und des Autors unzulässig. Dies gilt insbesondere für die elektronische oder sonstige Vervielfältigung, Übersetzung, Verbreitung und öffentliche Zugänglichmachung.

© 2018 Sina Hochleutner

1. Auflage 2018
Umschlaggestaltung: Sina Hochleutner
Satz und Lektorat: Brigitte Ott

Verlag: VauVerlag, Obertshausen
Druck: WIRmachenDRUCK GmbH
Fotos: Sina Hochleutner
Printed in Germany

ISBN 978-3-947655-01-4

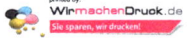

#HAUTKLAR

INHALTSVERZEICHNIS

LET'S START

Symptome und Ursachen	10
Skin Mapping nach TCM	12
Die Pille und ihre Auswirkungen	18
Die Pille und die Haut	20
Entstehung eines Pickels	24
Bedienungsanleitung	27

ERNÄHRUNG

Du bist, was du isst!	32
Meine Ernährungsgrundsätze	34
Vitalstoffe	48

REINIGUNG

Reinige deinen Körper	57
Die Leber	58
Die Nieren	63
Der Darm	76
Was der Darm gar nicht mag	78
Meine Pflegegrundsätze	84
Lieblingsprodukte	92
Morgenroutine für die Haut	93

SEELE

Stress dich nicht!	96
Tipps zur Stressreduzierung	98
Sleep Well	100
Meine Schlafgrundsätze	101

REZEPTE & INFOS

Dein Masterplan	110
Rezepte	112
Noch Fragen?	133
Empfehlungen	134

Ich war 13 Jahre alt, zickig, wollte immer später nach Hause kommen als erlaubt und hatte das Gefühl, dass mich sowieso keiner versteht. In dieser Zeit änderte sich vieles auf einen Schlag. Meine Periode kam, mein Körper veränderte sich und sogar meine Wahrnehmung. Plötzlich interessierten mich einige Klassenkameraden, die ich zuvor nie wirklich wahrgenommen hatte. Kein Wunder, denn ich war in der Pubertät!

Mein Auftreten und ganz besonders mein Aussehen waren mir auf einmal unglaublich wichtig, viel wichtiger als je zuvor. Ausgerechnet jetzt sollte aus meiner Pfirsichhaut ein Streuselkuchen werden? Das durfte doch nicht wahr sein! Und so kam es auch. Schon ein paar Monate später hatte sich mein Hautbild stark verschlechtert. Ich litt ohne Ende. Da kam meine Mutter auf die Idee, den Frauenarzt aufzusuchen. Und da war sie, die Lösung für mein Problem: Die Anti-Baby-Pille!

Mit 14 Jahren fing ich also an, die Pille zu nehmen. Und sie war auch maßgeblich daran beteiligt, dass ich mit meiner Haut 12 Jahre lang sehr zufrieden war. Im Mai 2015 nahm ich dann die letzte Pille. Ich wollte einfach nicht mehr von künstlichen Hormonen gesteuert werden. Nun war ich sehr gespannt darauf, wie sich mein Körper ohne die Anti-Baby-Pille verhalten würde. Meine Gynäkologin meinte, es sei ganz normal, dass die Periode in den ersten Monaten ausbleibt, der Körper brauche eben Zeit. Doch dass die Regelblutung nach über einem Jahr immer noch nicht einsetzen wollte, machte mir dann schon Sorgen. Doch die ausbleibende Periode war die eine Sache, Viel schlimmer war, dass mich meine Haut optisch 12 Jahre in die Vergangenheit katapultierte. Es war wie ein Déjà-vu und Albtraum zugleich! Ich war nun also 26 Jahre alt und hatte die Problemhaut eines 13-jährigen pubertierenden Mädchens!

Ich konnte direkt zusehen, wie meine Haut und somit auch mein Befinden immer schlechter wurden. Kein Kosmetikprodukt, kein Frauenarzt und kein Hautarzt konnte mir wirklich helfen. Ich erinnere mich noch gut daran, wie verzweifelt ich war, wenn ich mal wieder ohne Hilfe oder Lösungsvorschläge eine der vielen aufgesuchten Arztpraxen verließ. Man hofft einfach immer auf DIE Lösung, doch die gab es nicht. Nach einigen Monaten des Ausharrens und Hoffens versuchte ich dann, mehr für meine Haut zu tun, als sie nur oberflächlich zu reinigen. Mir wurde klar, dass das Problem tiefer liegen musste und ich mit Cremes nicht weiter kam. Der Körper funktioniert ganzheitlich und genau so muss man ihn auch behandeln. Also machte ich mich auf die Suche nach der Ursache für meine unreine Haut. Heute bin ich froh, diesen Weg gegangen zu sein und liebe es, meine reine Haut im Spiegel zu betrachten.

Mit diesem Buch möchte ich Frauen helfen, denen es ähnlich geht wie mir damals. Ich möchte ihnen Alternativen zeigen, die ihnen dabei helfen können, den Körper von innen und außen zu reinigen.

LET'S START

**LIEBE LESERIN,
SCHÖN, DASS DU DICH FÜR DIESES BUCH ENTSCHIEDEN HAST.
NOCH SCHÖNER IST, DASS DU BEREIT BIST, ETWAS FÜR DEINEN
KÖRPER UND DEINE HAUT ZU TUN.**

Eines ist mir ganz wichtig: Der Inhalt dieses Buchs umfasst meine persönliche Erfahrung. Doch jeder Mensch ist ein Individium und nicht jede Methode ist für jeden geeignet. Höre also auf deinen Körper und mache nur das, was dir wirklich gut tut. Falls du Medikamente einnimmst oder eine chronische Erkrankung hast, besprich bitte die einzelnen Methoden mit deinem Hausarzt.

Nachfolgend erkläre ich dir kurz die Aufteilung des Buchs. Es ist in drei Kapitel unterteilt, die sich wie folgt zusammensetzen:

DIE ERNÄHRUNG

Das erste Kapitel befasst sich mit der Ernährung. Wie sagt man so schön: Du bist, was du isst! Die Ernährung bildet nämlich die Grundbasis für dieses Programm. In diesem Kapitel erfährst du, welche Lebensmittel schädlich für deine Haut sein können und welche ihr gut tun. Um dir den Einstieg in die Ernährungsumstellung zu erleichtern, findest du verschiedene Rezepte am Ende des Buchs.

DIE REINIGUNG

Eine unreine Haut hat eine Ursache, und die kann an einer mangelhaften Funktion der Entgiftungsorgane liegen. Im zweiten Kapitel geht es also um die Reinigung von Darm, Leber und Nieren. Schritt für Schritt schauen wir uns mögliche Anwendungsmethoden für eine Entgiftung an. Nach der inneren Reinigung folgt die äußere. Mit ein paar einfachen Tipps zeige ich dir, wie man die Haut von außen sehr gut unterstützen kann.

DIE SEELE

Das dritte Kapitel befasst sich mit der Seele. Dieses Kapitel möchte ich dir ganz besonders ans Herz legen, denn es ist mindestens genauso wichtig wie die anderen beiden. Es wurde bewusst ans Ende des Buchs gesetzt, weil es dir langfristig dabei helfen kann, dich in deiner Haut wohl zu fühlen.

ES IST NICHT EINFACH NUR EIN BUCH!

MEINE ERFAHRUNGEN AUF DEM WEG ZU SCHÖNER HAUT HABEN MIR GEZEIGT, DASS ES NICHT IMMER AUSREICHT, SICH EIN ZIEL ZU SETZEN UND DARAUF HINZUARBEITEN.

WESENTLICH EFFEKTIVER IST ES, SICH ZUERST GEDANKEN ÜBER DEN AKTUELLEN ZUSTAND ZU MACHEN, ALSO DARÜBER, WAS EINEN STÖRT UND WAS MAN IN ZUKUNFT NICHT MEHR HABEN WILL, UND DIESE AUF-ZUSCHREIBEN.

DESHALB FINDEST DU IN DIESEM BUCH IMMER WIEDER NOTIZBLÄTTER MIT ENTSPRECHENDEN FRAGEN, AUF DENEN DU DEINE ANTWORTEN NOTIEREN KANNST. NIMM ALSO AM BESTEN GLEICH EINEN STIFT ZUR HAND UND LEG LOS.

ICH WÜNSCHE DIR VIEL ERFOLG!

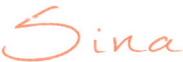

Let's start

#HAUTKLAR

Girl!

#HAUTKLAR

Symptome & Ursachen

Auf den ersten Blick hat die Pille vermeintlich positive Eigenschaften. Sie schützt vor einer ungewollten Schwangerschaft, schafft einen regelmäßigen Zyklus, den man auch noch selbst kontrollieren kann, und lässt das Hautbild rein erscheinen. Doch nach dem Absetzen merken viele Frauen, was die Pille alles verursacht hat und wie lange der Körper benötigt, sich von der Pille wieder zu erholen.

Durch die Einnahme der Anti-Baby-Pille fügen wir dem Körper meist über Jahre Schadstoffe zu, die sich in jeder einzelnen Zelle ablagern. Die Leber, der Darm und die Nieren müssen jetzt eine Meisterleistung vollbringen. Diese Organe sind nämlich dafür zuständig, den Körper von diesen Giftstoffen zu befreien und reinzuhalten. All die Dinge, mit denen man täglich kämpfen muss, wie unreine oder fettige Haut, Haarausfall oder Schlafstörungen, sind nämlich meist nur Symptome.

Es ist an der Zeit, die wirkliche Ursache für seine Symptome zu finden.

Warum haben manche Menschen eine schöne Haut? Sind sie denn durch und durch gesund? Haben sie vielleicht gar keine gesundheitlichen Probleme? Eines ist ganz wichtig: Jeder Mensch ist unterschiedlich, und jeder Körper verarbeitet seine inneren Themen auf eine andere Art und Weise. Der Körper zeigt es mal über die Haut, mal über den Stuhlgang, mal über die Psyche usw. Es gibt also unendlich viele Wege, wie sich Symptome zeigen können. Deshalb sollte man versuchen, seine Ursache zu finden.

Leider kann ich in meinem Buch nicht auf jeden einzelnen eingehen. Aus diesem Grund versuche ich, eine Auswahl allgemeiner Optionen aufzuzeigen, die bei der Reinigung der Organe helfen kann. Dabei gilt aber immer eine Regel: Höre auf deinen Körper und reagiere, wenn dir etwas nicht gut tut!

Wie kann man nun die Ursache finden?
Natürlich kann man versuchen, die Ursachen für Pickel durch Speicheltests, Blutwerte oder auch eine Haarmineralanalyse beim Arzt herauszufinden. In diesem Buch möchte ich aber auf eine alte Methode aus der Traditionellen Chinesischen Medizin (TCM) hinweisen, das Skin Mapping.

Beim Skin Mapping wird das Gesicht in verschiedene Bereiche unterteilt, die dann einem oder mehreren Organen zugewiesen werden. So können beispielsweise Hautunreinheiten, Pickel oder Reizungen im Gesicht einen Hinweis auf das ursprüngliche Problem-Organ geben. In der TCM sagt man auch: „Aus den Gesichtern lesen."

Skin Mapping kann eine hervorragende Methode sein, um die Ursache gesundheitlicher Probleme oder eines Ungleichgewichts einzuschätzen. Gemeinsam mit dem Hausarzt kann man so versuchen, die Ursache einzugrenzen.

Neben einem Blutwerte-Check, einer Haarmineralanalyse oder der Skin Mapping-Methode gibt es noch weitere Möglichkeiten der Ursachenforschung. Der Stuhlgang kann z. B. auch ein Indikator sein. Je nach Regelmäßigkeit und Konsistenz weist er auf eine eventuelle Darmproblematik oder Unverträglichkeit hin. Der Körper sagt uns auf seine eigene Weise, was nicht stimmt oder im Ungleichgewicht ist. Wir müssen nur lernen, diese Signale wahrzunehmen und zu verstehen.

Doch zurück zum Skin Mapping. Auf den nächsten Seiten siehst du die verschiedenen Gesichtsbereiche mit Informationen über die zugewiesenen Organe.

Die Haut ist das größte Organ des Körpers und dient als Fenster der inneren Organe.

- aus der Traditionellen Chinesischen Medizin -

Skin Mapping nach TCM

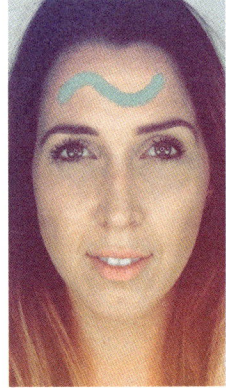

Die Stirn

Die Stirn ist das Fenster zur **Leber** und der **Gallenblase**. Wenn die Stirn zu deinen Problemzonen für Pickel, Akne oder unreine Haut gehört, dann kann dies ein Zeichen für einen zu starken Konsum an Fett und/oder Alkohol sein. Du kannst verstärkte Unreinheiten auf der Stirn vermeiden, indem Du viel klares und reines Wasser trinkst (mindestens 2 Liter am Tag) und zwischendurch immer mal wieder einen Kräutertee. Hilfreich ist hier die Umstellung der Ernährung auf leichtere Rohkost wie Gemüse und Obst. Ein schlechtes Hautbild auf der Stirn kann auch auf übermäßigen Stress hinweisen. Versuche am besten, mehr zu entspannen, beispielsweise durch Yoga und ausreichenden Schlaf.

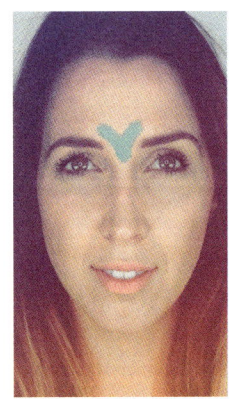

Zwischen den Augenbrauen

Der Bereich zwischen den Augenbrauen wird auch als das dritte Auge bezeichnet. Dieser Bereich steht laut TCM in Verbindung mit deinem **Magen** und deiner **Leber**. Schlechte Verdauung und giftige Stoffe im Körper führen zu Unreinheiten in dieser Region. Aber was kannst du tun? Du kannst deinen Körper beim Entgiften unterstützen, um Schadstoffe aus ihm heraus zu bekommen. Das dritte Kapitel in diesem Buch zeigt dir verschiedene Entgiftungsmethoden. Versuche herauszufinden, ob es Lebensmittel gibt, die du nicht verträgst oder gegen die du vielleicht sogar allergisch bist. Um dein Verdauungssystem wieder in Schwung zu bringen, kann der Verzicht auf Alkohol, Koffein und raffinierten Zucker sehr hilfreich sein.

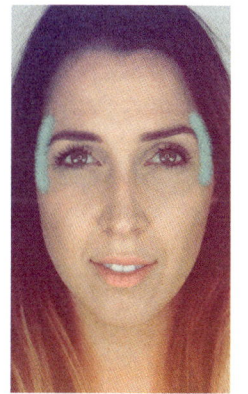

Die Schläfen

Die Schläfen und der Außenbereich der Augenbrauen spiegeln die **Nieren** wieder. Pickel, Akne oder Mitesser an den Schläfen können darauf hinweisen, dass die Nieren dehydriert oder überarbeitet sind. Eine Dehydration bedeutet Austrocknung, d.h. dein Körper verlangt nach mehr Flüssigkeit. Auch Schmerzen an den Nieren (unterer Rücken) gehen meist Hand in Hand mit Unreinheiten oder Akne im Schläfenbereich. Eine reichliche Wasserzufuhr (mindestens 2 Liter am Tag) kann den Körper vor einer Dehydration schützen. Lebensmittel wie Spinat, Grünkohl, Beeren und Algen helfen den Nieren, zusätzlich wieder an Kraft und Energie zu gewinnen.

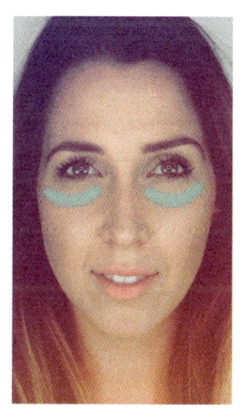

Unter den Augen

Augenringe, Tränensäcke oder vermehrte Grießkörner unter den Augen können ein Hinweis auf Probleme im **Magen**, den **Nieren** und der **Leber** sein. Wenn man einen erhöhten Konsum an Zucker, Alkohol oder Kaffee hat, kann man die genannten Organe dabei unterstützen, wenn man einen längeren Zeitraum darauf verzichtet. Viel Schlaf und viel Wasser sind beides Träger, die den Körper dabei unterstützen, die Probleme in den Griff zu bekommen.

LET'S START

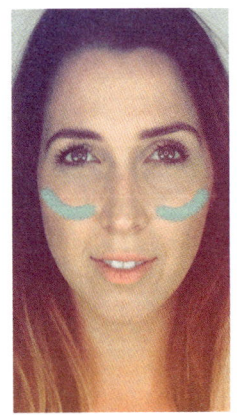

Die oberen Wangenknochen

Dieser Bereich kommuniziert laut TCM direkt mit dem **Herzen**. Bei Auffälligkeiten der Haut in diesem Bereich kann man meist Abhilfe schaffen, wenn man gesunde Fette zu sich nimmt. Versuche also am besten, Nüsse, Avocado, Lachs, Chia- oder Leinsamen in deine Ernährung einzubauen. Diese Lebensmittel fördern das HDL (gutes Cholesterol). und senken das LDL (schlechtes Cholesterol).

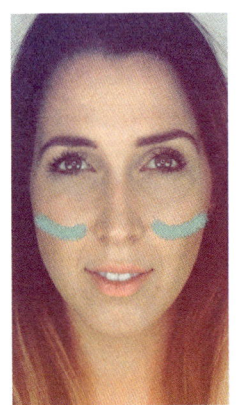

Die mittleren Wangenknochen

Sie sind der Lautsprecher des **Magens** und der Lunge. Besonders Weizen- und Milchprodukte können negative Auswirkungen auf den Magen haben. Auch Unverträglichkeiten und Allergien sollte man hier nicht außer Acht lassen. Am besten mal einen Allergietest beim Hausarzt machen lassen. Man kann auch versuchen, für einen gewissen Zeitraum auf Milch- und Weizenprodukte zu verzichten. Man merkt sehr schnell, wie der Körper darauf reagiert und ob sich das Hautbild dadurch verbessert.

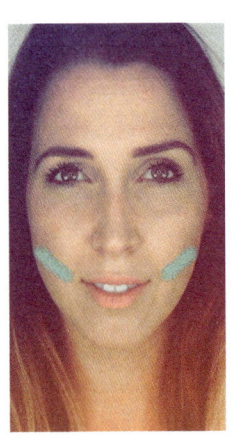

Die unteren Wangenknochen

Dieses Bereich im Gesicht kommuniziert direkt mit der **Leber** und dem **Magen** und kann darauf hinweisen, dass zu viele Giftstoffe aufgrund der Pille, Medikamenten oder anderen Ursachen im Körper vorhanden sind. Die Leber kann man sehr gut durch einen Leberwickel beim Entgiften unterstützen und so von Schadstoffen befreien. Der Magen kann durch eine vollwertige Ernährung geschützt werden. Achte also auf frisches Essen und vermeide Fertigprodukte sowie raffinierten Zucker.

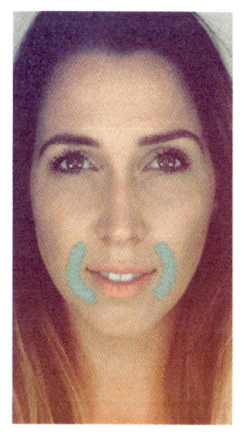

Der Mund

Der Mund steht in Verbindung mit dem **Magen**. Hier gilt das gleiche wie zuvor genannt. Der Körper kann durch Ballaststoffe in grünen Säften oder Smoothies ernährt und gereinigt werden. Viele Menschen, besonders Teenager in der Pubertät, weisen in diesem Bereich vermehrt Unreinheiten und Pickel auf, oft auch wegen einer schlechten Ernährung aus Zucker und ungesunden Fetten. Hier ist es sehr hilfreich, wenn du Schritt für Schritt mehr Gemüse und Obst in deinen Ernährungsplan einbaust.

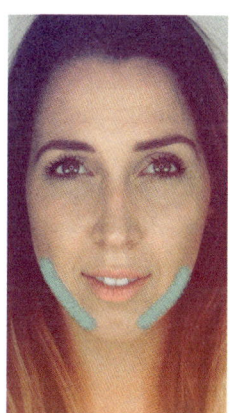

Der Kiefer

Der Kiefer ist eine sehr spannende Stelle und passt perfekt zum Thema Pille, denn laut TCM spiegelt der Kiefer die **Hormone** wieder und kann auf ein hormonelles Ungleichgewicht hinweisen. Auch hier kann dir die Ernährung weiterhelfen, in dem du Vollkornprodukte, Gemüse und gesunde Fette isst. Dabei ist es aber sehr wichtig, die Ursache für die hormonelle Störung herauszufinden.

LET'S START

Wo sind deine Problemzonen?

Nutze das Bild und markiere mit einem Stift deine Problembereiche im Gesicht. Welche Organe sind laut Skin Mapping betroffen?

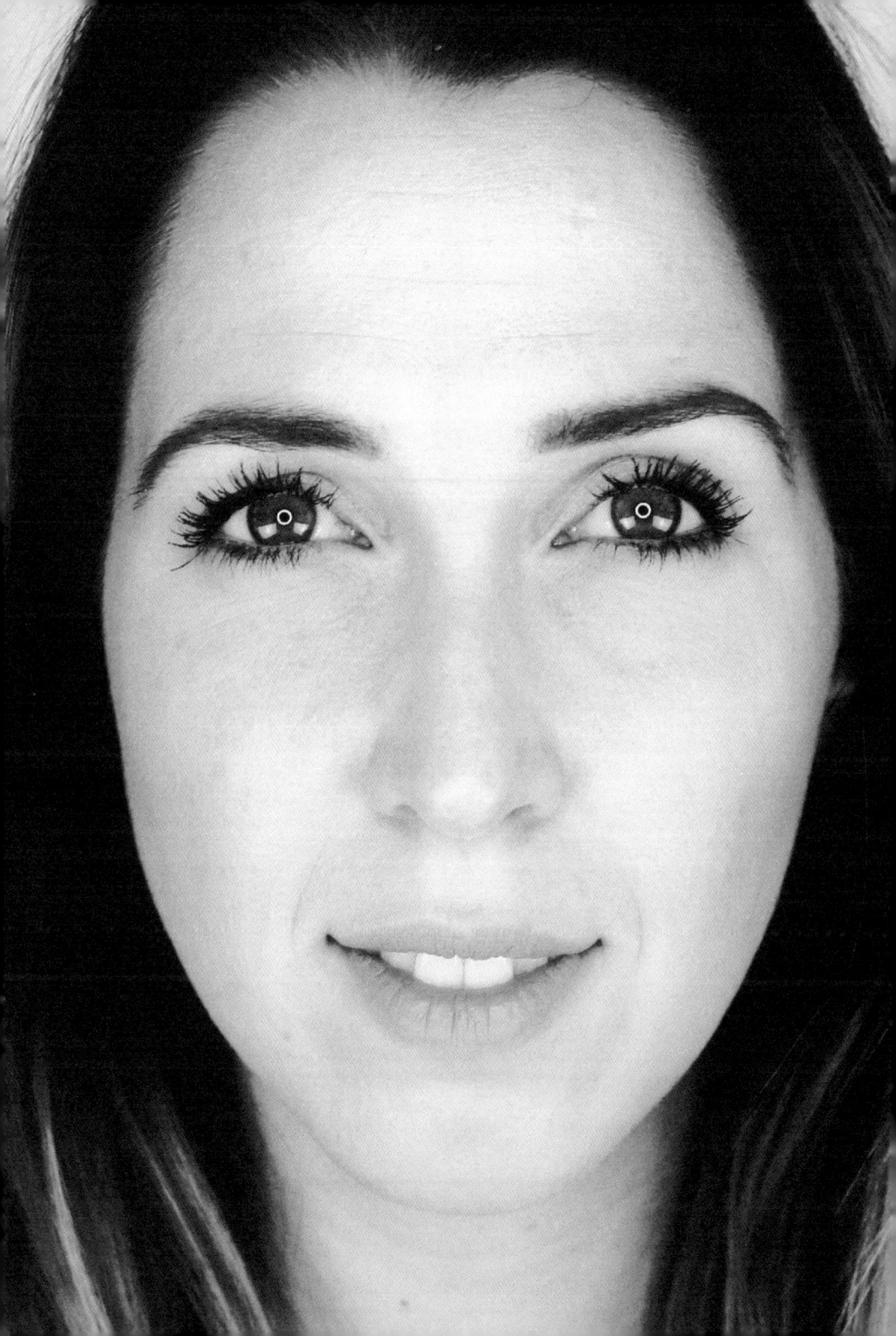

Die Pille und ihre Auswirkungen

Das Hormonsystem kann man als eine Art Kommunikationscenter des Körpers betrachten. Seine Aufgabe ist es, die Zusammenarbeit der verschiedenen Organe sicherzustellen. Damit die Organe untereinander kommunizieren können, benötigen sie Boten, und diese Boten sind unsere Hormone. In der Medizin spricht man vom endokrinen System. Es umfasst alle hormonproduzierenden Organe und Drüsen.

Es gibt viele verschiedene Hormone, und jedes erfüllt einen ganz bestimmten Zweck. Hormone werden über Drüsen bzw. Organe gebildet und über den Blutkreislauf in den ganzen Körper gesendet. Das Gleichgewicht der Ausschüttung und die Verwendung der Hormone spielt eine wichtige Rolle. Kommt eines der Hormone aus dem Gleichgewicht, wird also weniger, häufiger oder gar nicht mehr gebildet, kann dies eine Welle von Symptomen auslösen, denn unsere Organe sind auf Hormone angewiesen und benötigen sie, um richtig zu funktionieren.

Die Anti-Baby-Pille ist ein Medikament mit synthetischen, also künstlich hergestellten Hormonen. Nimmt man nun die Pille, dann werden die körpereigenen Hormone durch die zugeführten synthetischen ersetzt. Die Konsequenz: Der natürliche Zyklus wird außer Kraft gesetzt und synthetische Stoffe steuern den Körper. Unabhängig von der Art der Pille beginnt nun ein Prozess, der immer stattfindet, wenn ein Medikament oral eingenommen wird: Das Medikament durchläuft unsere körpereigenen Entgiftungsstationen, die einen Großteil der „Schadstoffe" herausfiltern. Nur die übrig gebliebenen synthetischen Stoffe gelangen in die Blutbahn, können ihre Wirkung entfalten und jedes Organ beeinflussen.

Entscheiden wir uns nun, die Pille abzusetzen, wird der Kreislauf erneut unterbrochen, und dem Körper werden die synthetischen Hormone entzogen. Dies bedeutet aber nicht immer im Umkehrschluss, dass unser Körper auch sofort in der Lage ist, seine natürliche Hormonproduktion wieder aufzunehmen. Im Gegenteil. Es kann sogar erstmal für einen gewissen Zeitraum einen Produktionsstop geben. Die Leidtragenden sind unsere Organe, die unaufhörlich versuchen, das Ungleichgewicht zu beheben und dadurch selbst in ein Ungleichgewicht geraten.

Unser Hormonsystem läuft unter der Pille fremdgesteuert!

#HAUTKLAR

Die Pille und die Haut

Die Pille hat ihren Ruf schon lange nicht mehr nur als Verhütungsmittel, sondern auch als Allheilmittel für Akne oder unreine Haut. So werben Pharmahersteller mittlerweile sogar mit dem Slogan „Die Schönheitspille", was besonders junge Mädchen dazu verleitet, gerade diese Anti-Baby-Pillen gegen ihre unreine Haut einzunehmen. Und schon ist das Problem gelöst.

Setzt man dann die Pille nach Jahren wieder ab, kann jede Frau darauf anders reagieren. Bei manchen Frauen verändert sich das Hautbild gar nicht, bei anderen verbessert es sich sogar, und wieder andere (so wie auch ich) kämpfen danach mit Unreinheiten oder Akne. Doch warum reagiert jede Frau anders auf das Absetzen? Und welche vermeintlich „positive" Auswirkung hat die Pille überhaupt auf die Haut?

Antiandrogene Wirkstoffe
In erster Linie kommt es darauf an, welche Inhaltsstoffe deine Pille hat. So gibt es beispielsweise Pillen mit antiandrogenen Wirkstoffen, die bevorzugt Frauen mit Hautproblemen verschrieben werden. Diese hemmen die männlichen Hormone im Körper einer Frau und können so einen positiven Effekt auf die Haut haben, denn es sind meist die männlichen Hormone (insbesondere Testosteron), im Körper der Frau, die für Pickel sorgen.

Um die genaue Wirkweise der antiandrogenen Pille zu verstehen, erkläre ich kurz den Zusammenhang zwischen Testosteron und der Talgbildung in der Haut.

Testosteron wird bei der Frau überwiegend in den Nebennieren und zu einem kleinen Teil in den Eierstöcken gebildet. Es liegt im Körper in freier und in gebundener Form vor. Gebunden bedeutet, dass sich das Testosteron an ein Transportprotein (SHGB) anhängt, um an seinen Zielort zu gelangen. In Bezug auf die Haut ist nur das "freie" Testosteron wichtig. Es wird über ein bestimmtes Enzym (5-alpha-Reduktase) in Dihydrotestosteron (DHT) umgewandelt, was für die Produktion von Talg zuständig ist.

Die drei Wirkmechanismen
Antiandrogene Pillen haben mehrere Wirkmechanismen. Zum einen erhöhen sie das Transportprotein SHGB (Sexualhormonbindendes Globulin) und senken dadurch die Konzentration von freiem Testosteron, denn wenn mehr SHGB vorhanden ist, wird auch mehr Testosteron gebunden.

Zum anderen hemmen die antiandrogenen Wirkstoffe in der Pille die Produktion von männlichen Hormonen in den Nebennieren und den Eierstöcken, also auch hier wieder: weniger verfügbares Testosteron im Körper.

Ein weiterer Effekt ist die Hemmung des Enzyms 5-alpha-Reduktase. Somit kann weniger Testosteron in DHT umgewandelt werden, sich also auch weniger Talg bilden.

Wie man sieht, reduzieren all diese Wirkmechanismen der antiandrogenen Pillen das Testosteron im Körper bzw. machen es unwirksam. Dadurch entsteht weniger Talg und auch weniger oder gar keine Pickel. Das mag eine sehr wirksame Methode sein, jedoch ist es keine natürliche. Denn die Pille unterdrückt mit ihren synthetischen Testosteronhemmern nur die Pickel, doch damit wird die wahre Ursache für unreine Haut NICHT behoben.

Eine wichtige Anmerkung: Grundsätzlich steht im Beipackzettel „jeder" Pille, dass Akne eine mögliche Nebenwirkung sein kann.

Deshalb gibt es durchaus Frauen, die auch während der Einnahme der Pille unter Pickeln und Akne leiden.

Setzt man nun die Pille ab, entfällt natürlich auch die Hemmung bzw. Unterdrückung von Testosteron. Nach und nach bauen sich diese synthetischen Hormone ab und der Körper ist wieder auf seine natürliche Hormonbildung angewiesen. Dadurch kann erstmal ein vorübergehendes hormonelles Ungleichgewicht entstehen, das Testosteron steigt an und die Pickel kommen wieder. Meist passiert das ca. 2 - 3 Monate nach dem Absetzen der Pille.

Vitalstoffmängel

Ein weiterer Grund für ein hormonelles Ungleichgewicht können auch Vitalstoffmängel sein, die von der Pille verursacht wurden. Dem Körper fehlen dann essentielle Mineralien, Vitamine oder Spurenelemente, um die Haut mit ihren benötigten Nährstoffen zu versorgen.

Durch die Einnahme der Pille können in erster Linie Organe wie die Leber erschöpfen. Da sie täglich damit beschäftigt ist, die schädlichen Stoffe der Pille abzubauen, kann sie weniger Mineralien speichern und verwerten. Dazu kommt, dass sie die Produktion von Gallenflüssigkeit reduziert, was wiederum eine Auswirkung auf unseren Darm hat. Da kommen wir dann auch schon zum nächsten Problem, denn unser Darm ist maßgeblich für die Aufnahme der Nährstoffe zuständig.

Diese Vitalstoffe fehlen dann auch der Haut, sie wird empfindlicher und angreifbarer. Da die Haut ebenfalls ein Entgiftungsorgan ist, kann es durch die reduzierte Funktion von Leber und Darm passieren, dass sie diese Aufgabe übernimmt. Das Resultat: Pickel!

Genau deshalb ist es umso wichtiger, nach dem Absetzen der Pille den Fokus auf die Entgiftungsorgane zu legen, denn die Haut ist nur der Spiegel der inneren Organe.

Jetzt wissen wir, warum die Pille eine positive Auswirkung auf die Haut haben kann. Jedoch ist das mehr ein Vertuschen als ein Lösen des Problems. Setzen die Frauen dann die Pille ab, geht es erst richtig los und man fühlt sich wie in der Pubertät. Wer möchte schon Pickel haben? Verständlich also, dass viele Frauen aus Verzweiflung wieder zur Pille greifen.

Ich hatte diese Gedanken auch. Doch es geht um die Eigenverantwortung unserem Körper gegenüber. Ich wollte nicht, dass mein Körper noch länger von der Pille fremdgesteuert wird. Der Weg ist nicht immer leicht. Allerdings ist das Gefühl nach Erreichen des Ziels ein unbeschreibliches. Vor allem vermittelt dir die wiederhergestellte Verbindung zu deinem Körper ein wundervolles Gefühl von Selbstbestimmung. Diese Verbindung haben wir unter der Pille oftmals verloren.

Falls du wissen willst, ob auch deine Pille antiandrogen wirkt, schau einfach nach den Inhaltsstoffen. Pillen mit antiandrogener Wirkung haben folgende Inhaltsstoffe: Chlormadinonacetat, Cyproteronacetat, Dienogest, Drospirenon. Beispiele hierfür sind: Belara, Aida, Yaz, Maxim, Valette.

Deshalb mein Tipp!

Bleib dran, höre auf dich und auf deinen Körper.

Halte durch und vertraue darauf.
dass dein Körper es mit etwas Unterstützung schaffen wird,
die Haut wieder vollständig zu reinigen und dich und deine Haut
wieder zum Strahlen zu bringen!

#HAUTKLAR

LET'S START

Entstehung eines Pickels

Unebenheiten, entzündete Pickel oder Akne... sie alle haben eine Ursache. Unsere Haut besteht aus vielen winzigen Öffnungen, den Poren. Jede Pore hat ein dünnes Haar in sich, an dessen Wurzel sich eine Drüse befindet. Diese Drüse hat die Funktion, Talg zu produzieren. Talg führt die abgestorbenen Zellen in der Pore durch den Haarkanal nach außen, wo er dann als dünner Film abgelegt wird. Dafür gibt es genau zwei Gründe: Zum einen soll die Haut so vor schlechten Umwelteinflüssen geschützt und zum anderen vor trockener Haut bewahrt werden. Dies alles beschreibt die normale Funktion einer Pore, ihrer Drüse und der Talgproduktion.

Wenn du aber Hautunreinheiten hast, dann ist das keine normale Funktion mehr. In dem Fall sind wahrscheinlich deine Haarkanäle verstopft. Dies resultiert meist aus einer zu hohen Talgproduktion. Der Haarkanal ist dann verstopft, und die abgestorbenen Zellen können nicht mehr an die Oberfläche gelangen. Durch diese Verstopfung entsteht eine Entzündung und genau dann haben wir das Problem: Ein Mitesser entsteht. Mitesser sind die schwarzen kleinen Unreinheiten, die man oftmals an der Nase oder um die Mundpartie findet. Schwarz sind sie deshalb, weil Luft an den Mitesser gelangt und er dann oxidiert.

Da die Haut immer mehr Talg produziert, baut sich im Haarkanal immer mehr Druck auf. Das wiederum kann dazu führen, dass der Mitesser aufplatzt und der Talg nach außen gelangt. Passiert das nicht, entsteht hier ein wunderbarer Platz für Hautbakterien, um sich zu vermehren. Genau jetzt wird aus einem Mitesser ein eitriger und entzündeter Pickel.

Doch warum entstehen Pickel? Von der Pubertät wissen wir, dass rein hormonelle Gründe Pickel sprießen lassen. Und wie wir vom Skin Mapping wissen, kann unreine Haut auch an einem organischen Problem liegen. Wahrscheinlich liegt es an einer Kombination aus verschiedenen Ursachen.

Wie man sieht, gibt es viele Gründe. Jedoch dürfen wir eines nicht vergessen: Der Körper ist ein ganzheitliches System und somit können auch verschiedene Faktoren dazu beeintragen, warum unsere Haut unrein wird. Auf diese möglichen Faktoren gehen wir auf den nächsten Seiten ein.

Die Ernährung

Unser Körper besteht aus Billionen von Zellen. Diese Zellen haben eine Art Kraftwerk in sich, unsere Mitochondrien. Sie sind der Energieträger für alle Zellen. Damit diese Zellen Energie erzeugen können, benötigen sie drei Bestandteile: eine gesunde Ernährung, Mikronährstoffe und Sauerstoff.

Wenn der Körper bzw. die Mitochondrien keine Energie mehr erzeugen können, befindet sich der Körper in einem dauerhaften Kampf. Dabei geht es dann nur noch ums nackte Überleben. Der Körper befindet sich ständig auf Reserve und hat keine Ressourcen mehr, um seine Depots aufzufüllen. Jetzt können leider nur noch die wichtigsten Funktionen ausgeführt werden.

Konsequenzen daraus können sein, dass der Hormonhaushalt aus dem Gleichgewicht gerät, Organe ihre Funktionen herunterfahren oder die Zellen anfangen, gegen sich zu arbeiten (Autoimmunerkrankungen entstehen).

Eine unreine Haut kann ein erstes Symptom von mangelhafter Ernährung sein und darauf hinweisen, dass die Mitochondrien nicht ausreichend genährt werden. Die Haut braucht, wie auch alle anderen Organe, genügend Nährstoffe. Wenn sie diese nicht bekommt, wird sie anfällig für innere und äußere Schadstoffe.

Ungleichgewicht der Hormone

Ein Ungleichgewicht der Hormone betrifft oftmals Frauen, die die Pille abgesetzt haben. Wie auf den vorigen Seiten beschrieben, kann das komplette Hormonsystem durcheinander geraten. Gerade die männlichen Hormone im Frauenkörper können bei einem Überschuss zu Hautunreinheiten führen.

Stress

Auch Stress und emotionales Empfinden haben eine Auswirkung auf das Hautbild. Stressfaktoren durch äußere Einflüsse senden im Körper Signale aus. Das Stresshormon Cortisol wird in die Höhe getrieben und löst auch in unseren Organen Stress aus. Sie können so ihrer Hauptaufgabe nicht mehr nachgehen, sondern sind nur noch darauf getrimmt, das akute Stressproblem zu lösen.

Schritt für Schritt...

Das Buch umfasst zwar all diese Bereiche, jedoch ist es wichtig zu wissen, dass bei jedem Menschen eine Änderung in diesen Bereichen unterschiedlichen Erfolg bringen kann. Bei manchen reicht schon eine Ernährungsumstellung aus, bei anderen das Reduzieren von Stress. Es kann aber auch eine Kombination aus allen drei Bereichen sein.

Probiere die Bereiche einzeln aus und notiere dir, wie sich dein Körper verändert und ob du positive Auswirkungen siehst. Doch überfordere ihn nicht! Ständige Änderungen können deinen Körper stressen, was wiederum nicht zielführend für ein reines Hautbild ohne Pickel ist.

Mein Tipp: Beginne mit der Ernährung. Schritt für Schritt kannst du Fertigprodukte durch frische Nahrungsmittel ersetzen und gewisse Lebensmittel aus dem Alltag streichen. Mehr zum Thema Ernährung findest du im folgenden Kapitel.

Der nächste Schritt ist die Reinigung der Organe. Gerade nach der jahrelangen Einnahme der Anti-Baby-Pille kann dies sehr hilfreich sein, um den Körper von den Schadstoffen der Pille zu befreien. Es ist wie eine Pflegekur für die Organe und hilft ihnen dabei, ihre natürliche Entgiftung anzuregen.

Last but not least kommen wir zur Seele. Mit einigen Anwendungsmethoden ist es möglich, seinen Stresslevel zu minimieren und der Haut dadurch zu ermöglichen, wieder rein und gesund zu strahlen.

Die Bedienungsanleitung – bitte lesen!

In meiner Ausbildung zum Health Coach habe ich gelernt, dass es nicht immer zielführend ist, sich Ziele zu setzen und auf diese hinzuarbeiten. Viel effektiver ist es, seinen aktuellen Zustand wahrzunehmen und sich darüber klar zu werden, was einen stört und was man in Zukunft nicht mehr haben möchte.

An einem Beispiel möchte ich dir das gerne erklären: Ich hatte nach dem Absetzen der Pille schlimme Haut, besonders an der Stirn, um die Mundpartie, am Rücken und am Dekolleté. Zuerst waren es nur vereinzelte unreine Stellen, doch dann wurden es stark entzündete Pickel. Dazu kam, dass ich über ein Jahr lang keine Periode mehr hatte. Es fühlte sich an, als könne mein Körper von alleine nicht mehr entgiften. Meine Haut war das einzige Organ, das mir mitteilen konnte, dass da irgendetwas nicht in Ordnung war.

Nachdem mir viele Termine bei verschiedensten Hautärzten und auch teure Kosmetikprodukte keine Besserung brachten, war meine Verzweiflung groß. Ich traute mich fast nicht mehr aus dem Haus und wenn, dann nur noch stark geschminkt. Ich wusste, so kann es nicht weitergehen. Natürlich war mein Ziel, wieder eine reine und ebenmäßige Haut zu haben und ohne Make-Up auf die Straße zu können.

Doch irgendwie hatte mich dieses Ziel nicht genug motiviert, meine Ernährung auch wirklich konsequent umzustellen oder etwas an meinem Stresspegel zu ändern. All das ist leichter gesagt als getan. Und mein größter Feind war meine Gewohnheit.

Also musste ich mir meinen aktuellen Zustand genauer anschauen. Ich musste mir ausmalen, was das Schlimmste wäre, was mir in Bezug auf mein Hautbild passieren könnte und das war ganz einfach. **Das Schlimmste wäre, wenn sich absolut nichts ändern würde!** Wenn ich immer noch auf meine Schminke angewiesen wäre und ich mir nicht über das Gesicht fahren könnte, ohne Unebenheiten zu spüren.

Auch wenn das nur eine Umformulierung meines Ziels war, so hat es mir dennoch sehr geholfen. Mir wurde viel bewusster, dass ich so einfach nicht mehr weitermachen wollte. Und das hat mich unglaublich angespornt.

Schreib dir also auf den folgenden Seiten auf, wie dein aktueller Stand ist und was das Schlimmste für dich wäre, wenn du in den kommenden Wochen nichts verändern würdest. **Mach dir Notizen, dafür ist das Buch da!**

LET'S START

Wie ist dein aktueller Stand?

Wie ist dein Hautbild? Hast du sonstige Beschwerden? Wie fühlt es sich an, wenn du in den Spiegel schaust oder dir über die Haut fährst?

Was ist, wenn du nichts veränderst?

Stell dir vor, wir reisen in die Zukunft. Seit dem Lesen dieses Buchs sind drei Monate vergangen. Was wäre das Schlimmste für dich? Wie geht es dir damit?

Let's have some Food,

#HAUTKLAR

Girl!

#HAUTKLAR

ERNÄHRUNG

Du bist, was du isst!

Vegetarisch, vegan, Paleo, Low Carb... heutzutage gibt es unzählige Ernährungsformen. In diesem Buch wird allerdings keine bestimmte Ernährungsform beschrieben, sondern der Fokus liegt auf einer ausgewogenen und nährstoffreichen Ernährung. Welche Ernährungsform man wählt, bleibt einem selbst überlassen, denn nicht jede Ernährungsweise passt zu jedem Menschen. Was für den einen gut ist, kann für den anderen schlecht sein.

Unser Körper benötigt viele Vitalstoffe, um seine Zell- und Organfunktionen aufnehmen zu können. Hierzu gehören Mineralien, Vitamine, Aminosäuren, Spurenelemente und essentielle Fettsäuren. Diese Vitalstoffe werden auch Mikronährstoffe genannt. Davon kann unser Körper einige selbst herstellen, andere muss er über die Nahrung aufnehmen.

Unser Organismus ist perfekt aufgebaut und aufeinander abgestimmt. Unser Herz schlägt jede Sekunde, der Darm arbeitet 24 Stunden und unser Blut ist ständig im Fluss. Dazu kommt noch, dass wir durch unsere Arbeit und andere äußere Umwelteinflusse ständig Stress auf unseren Körper ausüben. Das kostet natürlich Kraft. Deshalb braucht unser Körper Energie, und die bekommt er durch Makronährstoffe. Diese werden im Verdauungstrakt aufgespalten, über das Blut zu den Zellen transportiert und dort verbraucht. Makronährstoffe werden in drei Kategorien unterteilt: Kohlenhydrate, Proteine und Fette.

Kohlenhydrate.
Gemüse, Obst, Kartoffeln und Süßkartoffeln sind z. B. gute Lieferanten von Kohlenhydraten.

Proteine.
Fleisch besteht fast komplett aus Proteinen. Pflanzliche Quellen sind z. B. Reis, Haferflocken, Hanf, Hirse, Erbsen und Linsen.

Fette
Avocado, Nüsse, Kokosnuss, Olivenöl und Macadamiaöl sind beispielsweise eine hervorragende Quelle an gesunden ungesättigten Fettsäuren.

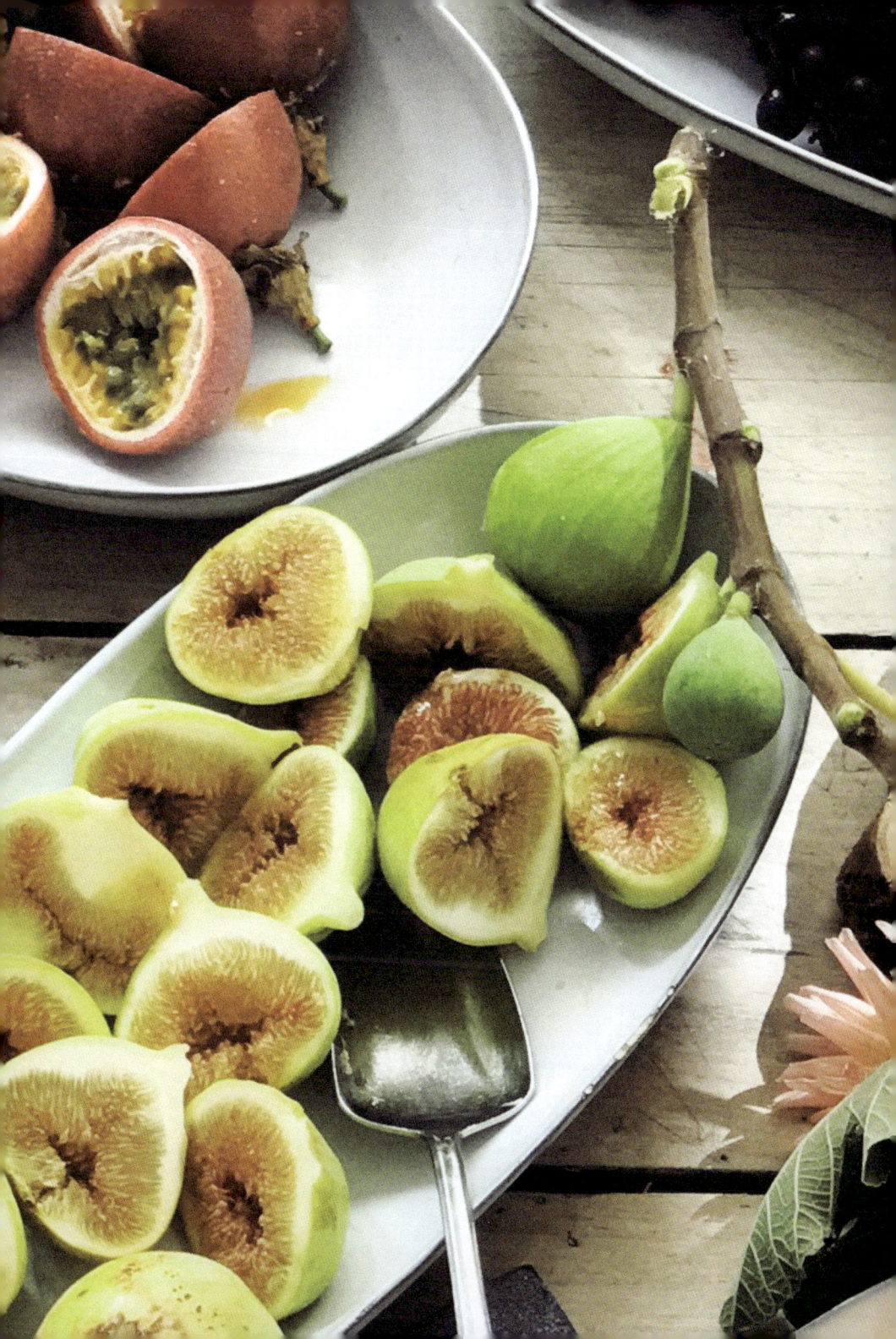

ERNÄHRUNG

Meine Ernährungsgrundsätze

Auf den folgenden Seiten zeige ich dir acht Grundsätze auf, die dir dabei helfen können, Stück für Stück deine Ernährungsgewohnheiten umzustellen und so eine ausgewogene Ernährung für eine reine Haut in den Alltag einzubauen.

1. Frisch statt fertig!

Wir leben oft in Hektik, haben wenig Zeit zum Kochen und Essen. Das führt dazu, dass wir gerne mal zu Fertigprodukten greifen. Diese enthalten jedoch viele chemische Zusatzstoffe und wenige bis gar keine Nährstoffe mehr. Deshalb spricht man hier oftmals auch von leeren Kohlenhydraten. Sie treiben den Blutzuckerspiegel in die Höhe, und schon nach wenigen Stunden hat man wieder Hunger.

Wirft man einen Blick auf die Zutaten, findet man kaum noch natürliche Inhaltsstoffe. Die Liste der E-Stoffe ist lang, Konservierungstoffe, Salz und Zucker sind ein großer Bestandteil. Das dies unserem Körper nicht gut tut, versteht sich von selbst.

Mein Tipp

Koche am Vortag und in größeren Mengen. Die meisten Gerichte kann man einfrieren. So sind sie schnell verfügbar, wenn du es eilig hast.

Lass dich inspirieren. Kauf dir ein Kochbuch, das dich anspricht, und nimm dir zweimal die Woche vor, ein Gericht daraus zu kochen. Auch der Wochenmarkt kann inspirierend sein. Das Schöne daran ist, dass es dort meist saisonale Produkte gibt und diese direkt vom Erzeuger aus deiner Gegend kommen.

Mach es dir nicht unnötig schwer. Ein einfaches Gericht, wie beispielsweise eine Reispfanne mit Gemüse, geht super schnell und bedarf keiner großen Kocherfahrung.

2. Synthetische Hormone: Nein, Danke!

Es mag sein, dass Fleisch früher einmal sehr nährstoffreich für den Menschen war. Aber ist das heute auch noch so?

Das Fleisch, das wir essen, kommt größtenteils aus der Massentierhaltung. Dort leben die Tiere auf engstem Raum, sehen kaum Tageslicht, mal ganz abgesehen von den hygienischen Zuständen. Damit sie durch diese Umstände nicht erkranken, dürfen ihrem Futter, das meist aus Soja und Mais besteht, auch Hormone und Antibiotika beigemischt werden. Wenn wir dieses Fleisch essen, gelangen diese Stoffe natürlich auch in unseren Körper und können ein hormonelles Ungleichgewicht auslösen. Beschwerden hiervon können z. B. eine stärkere Blutung, Krämpfe, Stimmungsschwankungen und sogar Eierstockzysten sein.

Du siehst, der regelmäßige Verzehr von Fleisch (eine Ausnahme ist Bio-Fleisch!), kann unseren Körper ganz schön durcheinander bringen und es ihm schwer machen, wieder ins Gleichgewicht zu kommen. Tiere aus biologischer Haltung hingegen dürfen laut Gesetz nicht mit Antibiotika und Hormonen versorgt werden.

Mein Tipp

Achte darauf, woher dein Essen kommt. Fleisch und Gemüse aus biologischer Haltung ist zwar etwas teurer, aber unsere Gesundheit sollte uns das Wert sein.

Wirf einen genauen Blick auf die Produkte, die du gerne isst. Wo werden sie angebaut? Arbeitet die Industrie mit synthetischen Hormonen? Wie werden die Tiere gefüttert?

Ein Besuch auf einem Markt in deiner Stadt kann dir dabei helfen, Kontakt zu den Bauern zu bekommen und so zu erfahren, wie deren Lebensmittel angebaut werden. Zusätzlich bekommst du ein Gefühl für saisonales Obst und Gemüse, das für uns viel gesünder ist. Du musst wissen, dass Lebensmittel, die exportiert werden, früh geerntet werden müssen, und auf ihrem langen Transportweg die meisten ihrer Nährstoffe verlieren. Der Vorteil von saisonalem Gemüse hingegen ist, dass es reif geerntet wird und wir von den Nährstoffen besser profitieren können.

3. Milch von glücklichen Kühen?

Wusstest du, dass Milch ein schleimförderndes Nahrungsmittel ist und das Atmungs- und Verdauungssystem bei seiner täglichen Arbeit hemmt? Das kann Entzündungen im Körper fördern und auch das Hautbild negativ beeinflussen.

Und wusstest du, dass Milchkühe künstliche Hormone bekommen, damit sie überhaupt genug Milch produzieren können? Diese Hormone gehen natürlich auch in die Milch über und somit auch auf uns Menschen, wenn wir sie trinken. Ähnlich wie bei der Pille, können diese künstlichen Hormone den menschlichen Hormonhaushalt durcheinander bringen. Milch enthält außerdem viele oxidierte Fette und beschädigt das Milieu im Darm, erhöht die Anzahl der schlechten Bakterien und bringt die Bakterienflora des Darms aus dem Gleichgewicht.

In einer Studie der Nurses Health Study II[1] wurde der Zusammenhang zwischen der Aufnahme von Milchprodukten im Jugendalter und dem Auftreten von schwerer unreiner Haut bei Teenagern untersucht. Dazu werteten die Forscher die ausgefüllten Fragebögen von 47.355 Mädchen im Teenageralter aus. Sie fanden heraus, dass Milchprodukte wie Milch, Magermilch, Quark, Käse und Frischkäse Pickel fördern können. Die Vermutung liegt nahe, dass Hormone oder bioaktive Moleküle in der Milch dafür verantwortlich sind. Um die Ergebnisse zu überprüfen, wurden 6.094 Mädchen im Alter von 9 bis 15 Jahren zu einem späteren Zeitpunkt nochmals befragt. Erneut wurde der Zusammenhang zwischen dem Verzehr von Milchprodukten und der äußeren Reaktion der Probanden in Form von Akne festgestellt.

Studien[2] bei einer aknefreien Bevölkerung, wie beispielsweise in Papua-Neuguinea, verstärkten einen Bezug zwischen Milch und Akne. Diese Menschen nehmen weder Milchprodukte noch Kohlenhydrate mit hohem glykämischem Index (z. B. Weizenprodukte, Süßigkeiten etc.) zu sich. Der glykämische Index gibt an, wie schnell ein Lebensmittel den Blutzuckerspiegel ansteigen lässt. Ein hoher glykämischer Index löst demzufolge schnell einen hohen Blutzuckerspiegel aus, aber dazu später mehr.

Ferner enthält Milch eine Reihe von Verunreinigungen, die von Pestiziden bis hin zu Medikamenten reichen. Milch beinhaltet von Natur aus Hormone und

---

1) Adebamowo CA, Spiegelman D, Danby FW, Frazier AL, Willett WC, Holmes MD: High school dietary dairy intake and teenage acne. J. Am. Acad. Dermatol. 2005 Feb;52(2):207-14

2) Cordain L, Lindeberg S, Hurtado M, Hill K, Eaton SB, Brand-Miller J: Acne vulgaris: a disease of Western civilization. Arch. Dermatol. 2002 Dec; 138(12):1584-90

Wachstumsfaktoren, die im Körper der Kuh produziert werden.

Darüber hinaus werden den Milchkühen in einigen Ländern (legal und illegal) zusätzlich synthetische Hormone wie rekombinantes Rinder-Wachstumshormon (rBGH) injiziert, um die Produktion von Milch zu erhöhen. Die heutigen Turbokühe aus Qualzuchten produzieren Milchmengen, für die eine Kuh normalerweise nie vorgesehen war. Das Ergebnis ist dann oft eine schmerzhafte Mastitis oder Entzündungen der Brustdrüsen. So kann dann auch Eiter in die Milch gelangen. Die Behandlung dieser Erkrankung erfordert dann den Einsatz von Antibiotika. Deshalb ist es nicht verwunderlich, dass Antibiotikaspuren in Proben von Milch und anderen Milchprodukten gefunden werden.

Und hier noch ein Zusammenhang zwischen Milch und Akne. IGF-1 (Insulin-like growth factor 1) ist ein Wachstumshormon im menschlichen Organismus. In der Pubertät erreicht es die höchsten Werte und verursacht dadurch die typische Akne. Dieses Hormon ist auch in Milch enthalten. Entscheidend in diesem Zusammenhang ist allerdings der Umstand, dass Milch nachweislich die Bildung von IGF-1 in der Leber des Menschens stimuliert, so dass Konsumenten von Milch eine wesentlich höhere Konzentration von IGF-1 im Vergleich zu Menschen aufweisen, die keine Milch trinken.

In einer groß angelegten Untersuchung[3] stellte man in jeder Milch 20 pharmakologisch aktive Substanzen fest. Gefunden wurden Antibiotika, nichtsteroidale Antiphlogistika, Schmerzmittel, Antiepileptika, Konservierungsstoffe, Lipidsenker, Beta-Blocker und synthetische Geschlechtshormone.

Mein Tipp

Versuche einmal, für mindestens zwei Wochen Kuhmilch und die daraus verarbeiteten Lebensmittel komplett zu vermeiden. Es gibt viele leckere Alternativen, wie z. B. pflanzliche Drinks. Hafermilch schmeckt gut im Kaffee, Sojamilch lässt sich durch ihren Fettgehalt sehr gut schäumen und Mandel- oder Reismilch schmeckt hervorragend im Müsli.

---

[3] Azzouz, A, Jurado-Sànchez B, Souhail B, Ballesteros E: Simultaneous Determination of 20 Pharmacologically Active Substances in Cow's Milk, Goat's Milk, and Human Breast Milk by Gas Chromatography-Mass Spectrometry. J. Agric. Food Chem., 2011, 59(9), pp 5215-5132

4. Proteine sind nicht nur für Mucki-Männer wichtig!

Jeder Mensch ist einzigartig. Es gibt keine Diät, die zu allen Menschen passt und auch positive Auswirkungen auf jeden Menschen hat. Bei den Proteinen ist es genau das gleiche. Es gibt Menschen, die verspüren extreme Erfolge, wenn sie komplett auf tierische Proteine (Fleisch und Fisch) verzichten. Andere Menschen sehnen sich danach und fühlen sich ohne tierische Proteine schwach und kraftlos. Doch eines steht fest: Unser Körper und unsere Zellen brauchen Proteine.

Hier ist von besonderer Bedeutung: **Quantität und Qualität.**

Es kommt also auf die richtige Menge an. Eine Einseitigkeit in der Ernährung hilft niemandem, egal ob es zu viel Gemüse oder Fleisch ist.

Neben Vitaminen, Mineralstoffen, Spurenelementen und Wasser benötigt unser Körper und besonders die Haut aber auch Proteine, denn Proteine und deren Bausteine, die Aminosäuren, sind wichtig für die Elastizität der Haut.

Auch für Vegetarier oder Veganer gibt es viele verschiedene Proteinformen. Diese bestehen aus pflanzlichen Proteinen und bringen auch keine schlechten Fette mit sich.

Mein Tipp

Finger weg von molkehaltigen Protein-Shakes. Sie bestehen nämlich aus Milchzucker und - wie vorher beschrieben - können sie negative Auswirkungen auf die Haut haben. Nutze neben Fleisch und Fisch auch pflanzliche Proteinquellen wie Reis, Hanf, Erbsen oder Linsen.

5. Fett ist nicht gleich Fett.

Fett ist leider ein sehr negativ behaftetes Thema. Dabei vergisst man total, dass Fett für uns lebensnotwendig ist, besonders für unser Gehirn und unsere Hormonbildung. Die Aussage, dass Fett fett macht, ist alt und einfach nicht richtig. Wichtig ist nur, dass man auf gute Fette zurückgreift.

Unser Körper braucht Fette „für schlechte Zeiten", und unser Gehirn benötigt Fette, um die tägliche Energie leisten zu können. Doch das ist nicht alles. Auch unser Hormonhaushalt benötigt gesunde Fette, um in Balance zu bleiben. Fette sind also für unseren gesamten Organismus sehr wichtig. Deshalb möchte ich den Unterschied von Omega-3- und Omega-6-Fettsäuren aufzeigen und welche Auswirkungen gesunde Fette auf den Körper haben.

Fett ist neben Proteinen und Kohlenhydraten einer der drei Makronährstoffe. Für einen gesunden Hormonhaushalt ist es sehr wichtig, dass man die richtige Kombination aus diesen drei Hauptnährstoffen zu sich nimmt.

Spannend ist der Hinblick auf Fett, wenn man den Studien glaubt, die besagen, dass es erst in den 90er Jahren zu einem Ungleichgewicht der Hormone bei einer Frau kam. Zurückzuführen sei dies auf den damaligen Trend, sich einer Low-Fat-Diät (einer fettreduzierten Ernährungsform) zu unterziehen. Wenn man aber weiß, dass Hormone aus Fett und Cholesterol entstehen, ist es nur logisch, dass Fett für einen geregelten Hormonhaushalt unbedingt erforderlich ist.

Mein Tipp

Raffinierte Fette wie Distelöl oder Margarine bestehen aus gesättigten Fettsäuren und können schädlich für unsere Haut sein. Nutze lieber Leinöl, Olivenöl, Macadamiaöl oder auch Avocados und Nüsse für die gesunde Quelle an Fettsäuren.

Eine gute Zusammensetzung aus Omega-6- und Omega-3-Fettsäuren ist in Chia- und Leinsamen, Butter, Lachs, Paranüssen, Walnüssen und Rapsöl enthalten.

6. Reduziere glutenhaltige Produkte

Glutenhaltige Produkte können eine indirekte negative Auswirkung auf die Haut haben. Dieser indirekte Weg geht über den Darmtrakt, denn nimmt man glutenhaltige Lebensmittel zu sich, versucht der Körper, es in Aminosäuren zu zerlegen, so wie er es mit allen Proteinen macht. Dafür braucht der Körper Enzyme.

Das Problem ist aber, dass den meisten Menschen hiervon nicht ausreichend zur Verfügung stehen. Nun passiert folgendes: Der Körper verfrachtet es direkt in den Verdauungstrakt und dort greift das Gluten die Darmzotten an. Darmzotten sind wie kleine feine Fühler im Darm. Sie sind lebensnotwendig, weil sie die Nährstoffe aus dem Essen ziehen und weitergeben. Werden sie gestört, dann kann der Körper keine Nährstoffe mehr aufnehmen und das führt zu einer unreinen Haut aufgrund von Nährstoffmängeln.

Toast ist ein gutes Beispiel für Gluten, denn was ihn so weich und fluffig macht, ist pures Gluten. Es ist wie ein Kleber und genauso verhält es sich auch im Darm. Wir finden Gluten nicht nur in Weizen, sondern auch in Roggen, Dinkel und Haferflocken. Es gibt aber auch glutenfreie Haferflocken. Eine Ausnahme bildet hier der Urdinkel, sein Gluten ist wesentlich verträglicher und beinhaltet auch mehr Protein als der Weizen.

Mein Tipp

Keine Sorge! Es gibt genügend Alternativen zu glutenhaltigem Getreide. Mais, Quinoa, Amaranth, Buchweizen und glutenfreie Haferflocken bieten eine abwechslungsreiche Vielfalt. Linsennudeln, glutenfreie Mehle für Pizza (aus Mais- oder Reismehl) oder Brot aus Nüssen und Buchweizen sind geschmackvolle und nährstoffreiche Alternativen.

7. Die Mischung macht's!

Die vorherigen sechs Punkte zeigen auf, welche Lebensmittel eine positive und welche eine negative Auswirkung auf die Haut haben können. Jetzt geht es aber um die richtige Mischung, denn zuviel von allem schafft kein Gleichgewicht und darum geht es ja schließlich.

Die richtige Zusammensetzung aus Kohlenhydraten, Fetten und Proteinen ist wichtig, um die Vitalstoffe aus den Lebensmitteln aufnehmen zu können und den Körper damit zu versorgen. Jede Mahlzeit sollte also ausgewogen sein. Auch beim Obst und Gemüse kann man gut variieren. Die Farbe spielt eine große Rolle, denn jede Farbe (rot, orange, grün) hat ihre Stärken.

Rotes Obst und Gemüse haben beispielsweise viele Antioxidantien. Diese schützen unsere Zellen vor freien Radikalen. Unsere Haut kann von äußeren Einwirkungen wie Abgasen oder agressiven Cremes angegriffen werden. Antioxidantien in unseren Hautzellen schützen uns vor solchen Angriffen.

Orangenes Obst und Gemüse beinhalten Carotinoide. Diese sind wichtig, um das Immunsystem zu stärken und die Zellen vor Krankheitserregern zu schützen. Außerdem helfen Carotinoide der Haut, sie vor einer schnellen Alterung zu schützen.

Grünes Obst und Gemüse sind die Sauerstofflieferanten für das Blut. Die Ballaststoffe in grünem Gemüse regen den Verdauungstrakt an und helfen somit beim Entgiften.

Mein Tipp

Von allem etwas! Stell dein Gericht so bunt wie möglich zusammen. Je mehr natürliche Farbe umso besser. Achte dabei sowohl auf die Makro- wie auch auf die Mikronährstoffe.

Auch Smoothies können eine tolle Alternative sein, um die Vielfalt der frischen Gemüsesorten zusammenzubringen. Ein paar Smoothie-Rezepte findest du am Ende dieses Buches.

8. Sweet Sweet Sugar

Hierbei spielt besonders der "glykämische Index" eine Rolle. Dieser Wert zeigt, wie stark der Blutzuckerspiegel nach der Zufuhr von Lebensmitteln ansteigt. Sobald man Nahrung mit einem hohen glykämischen Index zu sich nimmt, schnellt der Insulinspiegel in die Höhe. Durch diesen Anstieg schüttet der Körper Androgene aus. Eines dieser Androgene ist Testosteron. Und wie wir bereits im Abschnitt über die Hormone gelesen haben, fördert Testosteron die Bildung von Talg in den Poren. Sobald die Hautporen durch eine Überproduktion von Talg verstopfen, bilden sich zuerst Mitesser und dann schließlich bei einer Entzündung fiese Pickel.

Zucker gehört neben einfachen Kohlenhydraten wie Weizen zu den hoch-glykämischen Kohlenhydraten und sollte deshalb bei unreiner Haut besser gemieden werden. Ein weiterer Grund, warum man Zucker vermeiden sollte, ist, dass sich schlechte Bakterien und Parasiten in unseren Entgiftungsorganen durch Zucker wie in einem Paradies fühlen, denn durch Zucker vermehren sich diese Mikrotierchen nur noch mehr und schaden somit auch unseren Organen und somit auch der Haut.

Doch Vorsicht! Entziehen wir unserem Körper raffinierten Zucker, greifen wir oftmals als Ersatz zu Obst. Das ist zwar ein erster Schritt zu einer gesünderen Lebensweise, doch zu viel davon kann negative Auswirkungen auf unsere Leber haben. Fructose wird direkt von der Leber in Fettsäuren umgewandelt Dies kann zu einer sogenannten Fettleber führen, die dann ihre Funktionen nicht mehr so gut ausüben kann.

Wusstest du, das Obst in den letzten Jahren durch unsere Züchtungen immer süßer geworden ist und viel mehr Fructose enthält? Und dass Zucker ein ähnliches Suchtverhalten im Körper auslöst wie Drogen? Wenn man sich das einmal bewusst macht, ist das doch sehr erschreckend. Das Vermeiden von Zucker kann erstmal zu Kopfschmerzen führen und den Körper eine Art Entzugserscheinung durchleben lassen.

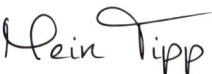

Ich rate dir, viel Wasser zu trinken. Und wenn du ein Verlangen nach Süßem hast, greife lieber zu Früchten oder Nüssen. Zuerst würde ich bewusst den raffinierten weißen Zucker reduzieren und durch Honig oder Agavendicksaft ersetzen. Anschließend Schritt für Schritt auch auf den Honig verzichten, so fällt es dir eventuell nicht ganz so schwer.

DO'S & DONT'S

Lebensmittel mit niedrigem und hohem glykämischen Index

Fleisch & Fisch

Fisch (aus dem Meer), Hühnchen, Eier, Rind, Lamm, Ziege, am besten aus Freilandhaltung.

Öle

Kokosöl, Avocadoöl, Olivenöl, Walnussöl, Butter, Ghee.

Gemüse

Brokkoli, Grünkohl, Weißkohl, Rotkohl, Blumenkohl, Kohlrabi, Rote Bete, Karotten, Seealgen, Paprika, Süßkartoffeln, Pilze, grüne Bohnen.

Gewürze

Ingwer, Petersilie, Rosmarin, Basilikum, Knoblauch, Oergano.

Früchte

Kirschen, Acai, Granatapfel, Zitronen, Limetten, Äpfel, Pfirsiche, Nektarien, Pflaumen, Avocado, Guave, Orangen, Papaya.

Nüsse

Paranüsse, Macadamia, Mandeln, Cashews, Walnüsse, Pinienkerne, Haselnüsse, Kürbiskerne, Sesam, Chiasamen, ungesüsste Nusscremes.

Getreide

Kokosmehl, Mandelmehl, Quinoa, Amaranth, Buchweizen, Reismehl, Maismehl.

Hülsenfrüchte

Hülsenfrüchte wie z.B. Linsen, Erbsen, Kichererbsen usw. (über Nacht in Wasser einweichen), Tempeh.

Getränke

Rotwein, Tee, stilles Wasser, frische Smoothies, frisch gepresste Säfte.

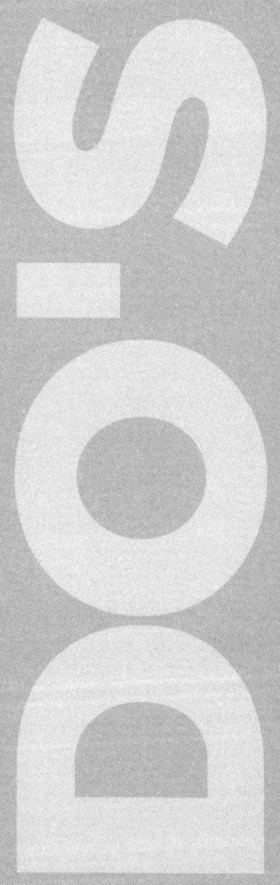

DON'TS

Fleisch & Fisch
Fisch aus Aquakultur, verarbeitetes Fleisch, z. B. Leberwurst.

Öle
Canola-Öl, Margarine, Distelöl.

Gemüse
Konserviertes Gemüse, Dosengemüse.

Gewürze
Konservierungsstoffe, Farbstoffe, zu viel Salz, raffinierter Zucker.

Früchte
Rosinen, getrocknete oder konservierte Früchte, Weintrauben, Bananen, Mangos, Lychees, Ananas, Wassermelone, Melone.

Nüsse
Erdnüsse, Erdnussbutter.

Getreide
Weizen, Dinkel, Roggen, Kamut. (Ausnahme: Urdinkel)

Milchprodukte
Milch, Sahne, Käse, Buttermilch, Joghurt aus Kuhmilch.

Getränke
Fruchtsäfte mit Zuckerzusatz, Softdrinks, Energydrinks, Bier, alkoholische Süßgetränke, Kaffee.

#HAUTKLAR

ERNÄHRUNG

So könnte eine Mahlzeit aussehen!

Die Vielfalt macht's. Deshalb ist es wichtig, dass wir eine gute Kombination aus allen Makronährstoffe auf unsere Teller packen. Dies ist nur ein Vorschlag für dich und kann dir dabei helfen, deine Gerichte besser zusammenzustellen.

2 - 3 Tassen gedünstetes Gemüse pro Mahlzeit

Karotten, Zwiebeln, Pastinaken, Fenchel, Rote Bete, Kürbis, Brokkoli, Blumenkohl, Kohlrabi, Kohl, Spinat, Mangold, Tomaten, Paprika, Auberginen.

20 - 30 g Proteine pro Mahlzeit

Eier, Hähnchen, Lamm, Rind, Sardinen, Reisprotein-Shakes, Grüne Bohnen, Lachs.

50 g Kohlenhydrate pro Mahlzeit

Amaranth, brauner Reis, Quinoa, Hirse, Maismehl, Buchweizen, Haferflocken, Süßkartoffeln, Vollkornprodukte.

0,5 EL Fett pro Mahlzeit

Butter, Olivenöl, Kokosöl, Nüsse, Samen.

Proteingehalt Beispiele pro 100 g	
Rind	26 g
Hähnchen, Lamm	20 g
Sardinen, Lachs	22 g
Grüne Bohnen	22 g
Eier (1 Ei)	7 g

Kohlenhydratgehalt Beispiele pro 100 g	
Buchweizen	70 g
Maismehl, Hirse	68 g
Vollkorn	41 g
Amaranth, Haferflocken	55 g
Quinoa	62 g
Brauner Reis, Süßkartoffeln	27 g

Diese Lebensmittel sollten gemieden werden!

Weizen, Roggen, Zucker, Milchprodukte.

Feed your Skin

Vitalstoffe, die eine besondere Wirkung auf die Haut haben.

ERNÄHRUNG

Vitalstoffe

Das höchste Gebot ist und bleibt die natürliche Nahrung. Frisches Gemüse, gute Fette und Proteine sollten ganz oben auf unserem Speiseplan stehen. Doch unser Körper braucht auch Vitamine, Mineralien und Spurenelemente (Mikronährstoffe), um gesund zu bleiben. Das Problem daran ist nur, dass unsere Lebensmittel diese Nährstoffe heutzutage nicht mehr in den ausreichenden Mengen beinhalten.

Die Böden sind ausgelaugt und es werden zu viele chemische Mittel gespritzt. Hinzu kommt, dass wir zu viele verarbeitete Produkte essen. Das Fleisch und die Milch, die wir zu uns nehmen, stammen nicht mehr von grasenden Tieren, die ein gesundes Leben in der Natur haben konnten. Sie bekommen ihre Nährstoffe auch nur noch künstlich zugefügt, und das Hauptnahrungsmittel der Tiere besteht aus Soja und Mais. Wie sollen wir daraus die notwendigen Vitalstoffe bekommen?

Hinzu kommt, dass wir in einer Gesellschaft voller Stress leben. Durch die verstärkte Stresseinwirkung auf den Körper verbrauchen unsere Zellen auch vermehrt Energie. Somit sind auch mehr Nährstoffe notwendig, um diese Energie zu erzeugen.

Unsere Ernährung allein reicht nicht aus, um unseren Körper mit all seinen Organen zu versorgen bzw. die vorhandene Vitalstoffdefizite auszugleichen, auch wenn uns Ärzte das gerne erzählen wollen.

Eine Möglichkeit sind Nahrungsergänzungsmittel. Das sind hochdosierte Vitamine, Mineralien und Spurenelemente, die man in Pulver- oder Kapselform einnehmen kann. Stellt man sicher, dass diese Nahrungsergänzungsmittel aus natürlichen Quellen bzw. biologischem Anbau kommen, stellen sie eine gute Ergänzung zu frischen Lebensmitteln dar. Die Qualität sollte dabei nicht ausser Acht gelassen werden, sondern als wichtiges Kriterium dienen. So sollten Nahrungsergänzungsmittel aus natürlichen Quellen in getrockneter und gepresster Form bestehen.

Allerdings sollten Nahrungsergänzungsmittel (NEMs) nur in Absprache mit dem Hausarzt eingenommen werden, denn hier gibt es bezüglich der Dosierung folgendes zu beachten: Manche NEM's scheidet der Körper einfach aus, wenn er zuviel davon hat, andere lagert er ein.

Beispielsweise wird zuviel Vitamin C oder auch Magnesium einfach vom Körper wieder ausgeschieden. Wird hingegen zuviel Vitamin A oder auch Kalium im Körper gespeichert kann das negative Auswirkungen auf den Körper haben.

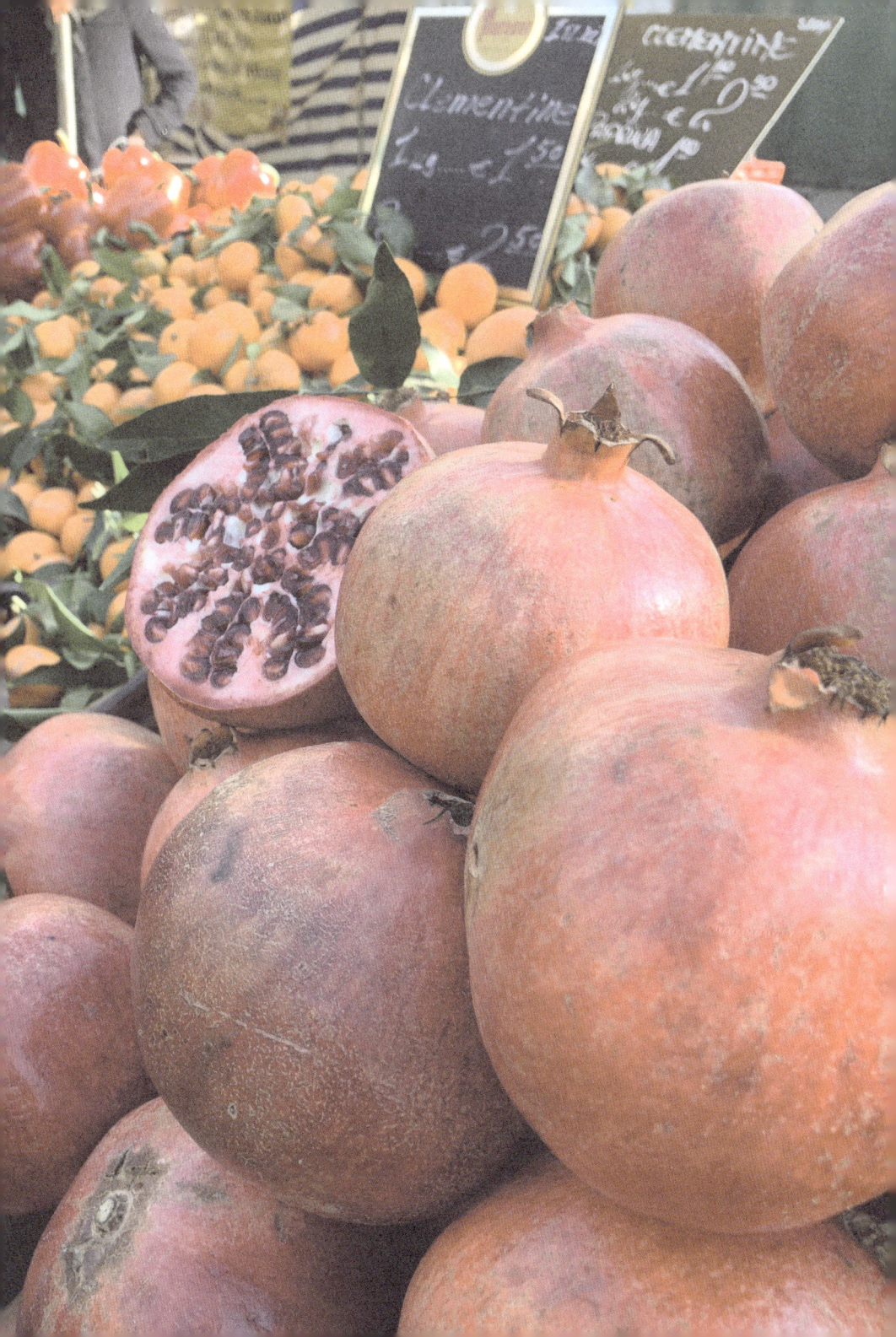

ERNÄHRUNG

VITAMIN A

Pickel entstehen durch eine erhöhte Talgproduktion, die die Poren verstopft. Mit der richtigen Menge an Vitamin A kann man gegensteuern und die Produktion von Talg verringern. Allerdings kann Vitamin A hochdosiert toxisch sein. Deshalb sollte die Einnahme mit dem Hausarzt besprochen werden.

Vitamin A, auch Retinol genannt, ist nur in tierischen Lebensmitteln vorhanden. Es wird in der Leber gespeichert und kann nur mit Hilfe von Zink freigesetzt werden. Das bedeutet, Zink und Vitamin A dürfen kein Mangel aufweisen, sonst können sie vom Körper nicht verwertet werden.

Ernährt man sich aber rein pflanzlich, kann zumindest die Vorstufe von Vitamin A, Betacarotin, eingenommen werden. Betacarotin zählt zur schwächeren Form des Vitamin A und wird nicht von der Leber gespeichert. Allerdings kann unser Darm diese Vorstufe im Darm in Retinol umwandeln, vorausgesetzt, wir haben einen funktionsfähigen und gesunden Darm.

Lebensmittel, die Retinol enthalten:
Lebertran, Leber, Butter.
Lebensmittel, die Betacarotin enthalten:
Thunfisch, Karotten, Süßkartoffeln, Grünkohl, Spinat, Aprikosen.

ZINK

Wie wir bereits erfahren haben, wird Testosteron über ein Enzym in Dihydrotestosteron (DHT) umgewandelt, was die Talgproduktion verstärkt und eine Ursache für Pickel sein kann. Zink kann das positiv beeinflussen, indem es das Enzym bremst. Dadurch wird weniger DHT gebildet und die Entstehung der Pickel eingedämmt. Außerdem hat Zink eine entzündungshemmende Wirkung auf unsere Haut.

Lebensmittel, die Zink enthalten:
Leber, Austern, Linsen, gelbe Erbsen, weiße Bohnen, Haferflocken.

OMEGA 3

Gute Fette sind sehr wichtig für die richtige Versorgung der Haut. Auch unser Immunsystem benötigt Omega-3-Fettsäuren, um Entzündungen wie z. B. eitrige Pickel, zu vermeiden.

Lebensmittel, die Omega 3 enthalten:
Leinöl, Walnussöl, Walnüsse, Chiasamen, Hanfsamen.

SELEN

Das Spurenelement Selen übernimmt zahlreiche Aufgaben im menschlichen Körper. Unter anderem ist es ungemein wichtig für gesunde Haare und Nägel, eine ausgeglichene Schilddrüsenfunktion, den Zellschutz und ein starkes Immunsystem. Die Dosierung von Selen sollte mit dem Hausarzt besprochen werden, denn zu viel Selen kann im Körper toxisch wirken und Beschwerden wie Haarausfall, Verdauungsprobleme und Kopfschmerzen hervorrufen.

Lebensmittel, die Selen enthalten: **Hering, Thunfisch, Paranüsse, Sardinen, Sojabohnen, weiße Bohnen.**

CHROM

Chrom erhöht die Wirksamkeit von Insulin, und das benötigen wir, um den Zuckergehalt im Blut zu regulieren. Durch einen Anstieg von Blutzucker schüttet der Körper vermehrt Androgene wie Testosteron aus, was wiederum die Talgproduktion erhöht und somit Pickel begünstigt.

Lebensmittel, die Chrom beinhalten: **Bierhefe, Kakaopulver, Tomaten, Linsen, Paranüsse.**

Y-LINOLENSÄURE

Sie gehört zu den Omega-6-Fettsäuren. Die beste Quelle für y-Linolensäure ist das **Nachtkerzenöl**. Es gleicht das Ungleichgewicht in der natürlichen Hautfettschicht aus und sorgt damit für die Basis gesunder und glatter Haut.

CHLORELLA

Chlorella ist eine Süßwasser-Mikroalge und wird als das Bindemittel für Schwermetalle und Giftstoffe bezeichnet. Chlorella soll dazu beitragen, die Akkumulation von Toxinen wie Schwermetalle und Pestizide im Körper zu verhindern, indem es sich im Darm an sie bindet und dadurch eine Resorption nicht mehr möglich ist.

Es gibt keine Lebensmittel, die Chlorella beinhalten, außer die Alge selbst.

Chlorella kann gemahlen als Pulver konsumiert werden. Erhältlich ist es in den meisten Reformhäusern.

Chlorella hat eine immunstimulierende Wirkung und sollte deswegen von Menschen mit Immunkrankheiten nicht eingenommen werden. Sie könnte das Immunsystem anregen und somit Krankheitssymptome verstärken.

ERNÄHRUNG

Was isst du so?

Notiere dir, was du täglich zu dir nimmst. Isst du viele Snacks zwischendurch? Was isst du morgens, mittags, abends? Gibt es etwas, auf was du immer totalen Heißhunger hast? Gibt es schlechte Gewohnheiten in deiner Ernährung?

Die nächsten Schritte...

Welche der schlechten Gewohnheiten könntest du ersetzen? Mach dir eine Liste an Lebensmitteln, die du dir kaufen möchtest und notiere dir, wie du sie in deine Ernährung einbauen willst. Auf was möchtest du eine Woche lange verzichten?

Let's clean
your Body.

#HAUTKLAR

Girl!

#HAUTKLAR

REINIGUNG

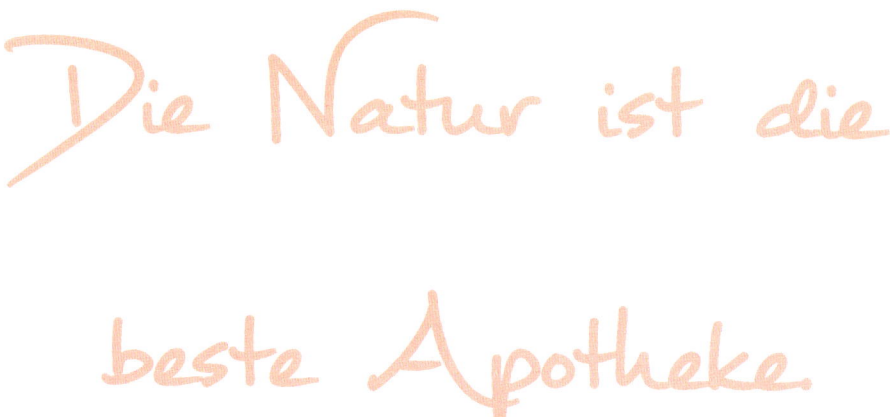

Die Natur ist die beste Apotheke.

- Sebastian Kneipp -

Reinige deinen Körper

Jedes Organ hat bestimmte Funktionen und ist sehr wichtig für unseren Organismus. Doch in diesem Buch möchte ich speziell auf die vier Entgiftungsorgane eingehen: die Leber, die Nieren, der Darm und die Haut. Ja, die Haut ist ebenfalls ein Entgiftungsorgan, sogar unser größtes.

Doch starten wir erst einmal mit den inneren Organen, ihren Funktionen und wie man sie durch eine Reinigung unterstützen kann. Wichtig ist zu wissen, dass diese Organe dafür zuständig sind, unseren Körper zu reinigen und von Schadstoffen zu befreien. Nach dem Absetzen der Pille sind unsere Entgiftungsorgane erstmal müde und erschöpft, so dass sie vielleicht nicht im Stande sind, die restlichen Schadstoffe und synthetischen Hormone schnellstmöglich und mit aller Kraft auszuscheiden und zusätzlich noch ihren anderen Jobs nachzugehen. Diese Tatsache stellt uns vor mehr als nur ein Problem, denn leider wissen nur wenige Menschen, was die Leber, der Darm und die Nieren in unserem Körper alles leisten und wie viele Prozesse durch ihre „Schwächeanfälle" beeinträchtigt werden.

Was die inneren Entgiftungsorgane nicht abzubauen vermögen, erledigt die Haut. Und genau das kann ein Grund für unreine Stellen, entzündete Pickel oder auch Akne sein. Man muss wissen, dass die Haut an sich niemals die Ursache ist, sondern nur ein Bote, der uns sagen will: „Ich habe im Moment keine Zeit, mich um eine reine Haut zu kümmern, weil ich erstmal andere Feuer im Körper löschen muss."

Um die Organe zu entlasten, gibt es viele verschiedene Anwendungsmöglichkeiten. Auf ein paar möchte ich in diesem Buch hinweisen. Welche zu dir passen, musst du aber selbst entscheiden. Solltest du dauerhaft Medikamente einnehmen, empfehle ich dir dringend, die von dir ausgewählte Reinigungsmethode mit deinem Arzt abzustimmen.

Die Auflistung der Anwendungsmöglichkeiten ist übrigens keine To-Do-Liste, die du nacheinander abarbeiten sollst. Such dir die Methode aus, die dir am meisten zusagt und nutze sie in Absprache mit deinem Hausarzt für dich.

Die Anwendungsmethoden können kombiniert werden, es gibt jedoch eine Ausnahme: **Bitte NICHT die Darmreinigung zeitgleich mit der Saftkur und der Himalaya-Salz-Kur anwenden.**
Diese Methoden solltest du mit einem Abstand von 2 Wochen nacheinander ausführen. Der Grund dafür ist, dass der Darm während der Reinigung sehr sensibel ist. Das Salz und auch die Saftkur aus rohem Gemüse können ihn überfordern und das Gegenteil bewirken.

Die Leber

Die Leber hat hunderte von Aufgaben. Neben der Bildung von Cholesterin und Eiweißen, dem Abbau von Östrogen und dem Transport von Hormonen, ist die Leber auch dafür zuständig, Nährstoffe im Körper an ihre Zielorte zu verteilen. Um einen reibungslosen Transport der Nährstoffe und Hormone sicherzustellen, muss die Leber frei von jeglichen Behinderungen sein.

Wie die meisten vielleicht wissen, ist die Leber das Reinigungsorgan Nummer eins. Sie neutralisiert Alkohol, Medikamente und synthetische Hormone. Ihre Aufgabe ist es, diese aktiven Substanzen so zu verändern, dass sie ihre möglichen schädlichen Wirkungen im Körper verlieren.

Schafft es die Leber z. B. nicht, künstliche Hormone abzubauen, kann ein Ungleichgewicht entstehen. In diesem Fall wird dann eine zu hohe Konzentration von Aldosteron oder Östrogen im Blut gemessen.

Doch warum schafft die Leber ihre Abbau- bzw. Entgiftungsarbeit manchmal nicht? Das kann passieren, wenn man ihr auf Dauer zuviel zumutet, wie man am Beispiel der Pille sehen kann.

Die Leber erkennt die Anti-Baby-Pille sofort als Medikament und somit als Giftstoff. Deshalb filtert sie 75 % der enthaltenen Stoffe direkt heraus.

Durch die tägliche Einnahme der Pille stoßen wir also kontinuierlich den Entgiftungsprozess der Leber an. Und nimmt man die Pille jahrelang, kann man sich gut vorstellen, dass die Leber durch diese Dauerarbeit ermüdet und ihre Aufgaben nur noch langsam ausführen kann.

Deshalb werden wir auf den nächsten Seiten einen besonderen Blick auf die Leber werfen. Ich erkläre euch, wie man sie auf schonende und natürliche Weise dabei unterstützen kann, ihre Funktionen wieder mit voller Kraft auszuführen.

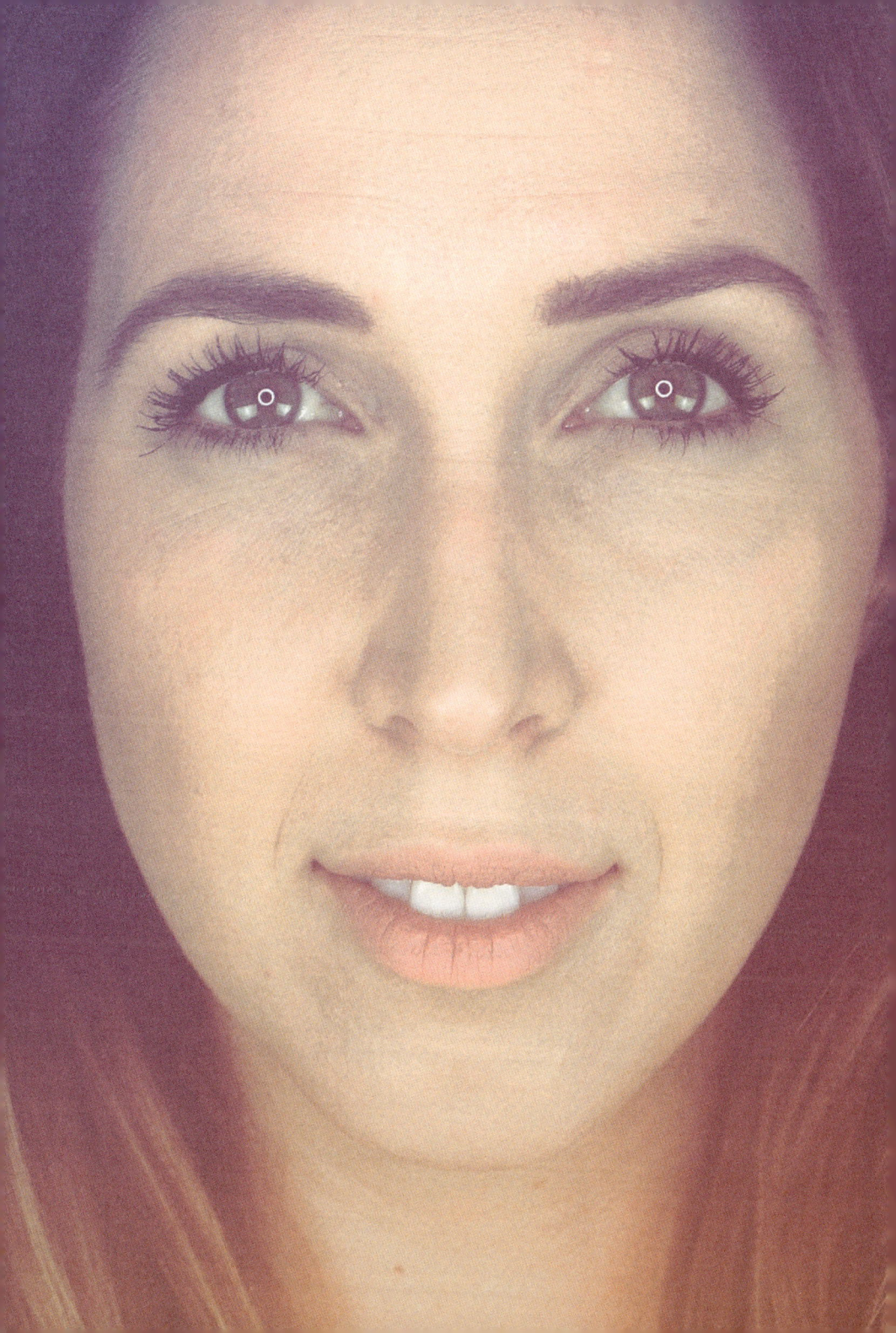

REINIGUNG

Anwendungsoption für die Leber

Der Leberwickel

Wie bereits erwähnt, hat die Leber nicht nur eine, sondern sehr viele Funktionen, und ist somit für den gesamten Körper wichtig. Im Umkehrschluss bedeutet dies, dass man mit einem Leberwickel nicht nur positive Effekte auf die Haut erreicht, sondern auch auf die Durchblutung, die Schilddrüse, den Schlaf und die Verdauung. Du benötigst:

DU BRAUCHST:
1 Waschlappen
1 Wärmflasche
1 großes Handtuch

Bringe Wasser zum Kochen und gib es in eine **Wärmflasche**. Das Wasser sollte richtig heiß sein.

Befeuchte den **Waschlappen** mit heißem Wasser. Pass aber auf, das du dich nicht verbrennst. Der Waschlappen sollte sehr warm und feucht sein, aber nicht tropfen.

Such dir einen **bequemen Platz** und lege dich auf den Rücken. Gib nun den warmen Waschlappen auf deinen rechten Oberbauch, also unterhalb des rechten Rippenbogens. Dort befindet sich die Leber.

#HAUTKLAR

Nimm nun die **Wärmeflasche** und lege sie direkt auf den feucht-warmen Waschlappen. Bleibe in der ruhigen Position liegen.

Das große **trockene Handtuch** wickelst du jetzt recht stramm um die Wärmeflasche und deinen Rücken herum. Es sollte so sitzen, dass du ein leichten Druck spürst, es dir aber nicht die Luft abschnürt.

Nun kommen wir zur **Entspannung**. Versuche in der Position ca. 20 Minuten zu entspannen und deine Gedanken an deine Leber zu richten. Den Leberwickel kann man 2 Wochen lang jeden Abend vor dem Zubettgehen wiederholen. Enjoy it!

Wer sollte den Leberwickel NICHT machen?

Während der Periode sollte man auf Leberwickel verzichten, da sie die Blutung verstärken können. Magen- und Darmgeschwüre sowie Entzündungen in dieser Region sind ein weiterer Grund, keine Wickel zu machen. Schwangere und Menschen mit einer erkrankten Leber sollten bitte dringend mit ihrem Arzt sprechen, bevor sie sich an einem Leberwickel versuchen, da auch hier die Anwendung eingeschränkt sein kann.

Anwendungsoption für die Leber

Die Bitterstoffe

Eine weitere Methode zur Reinigung der Leber besteht darin, sie mit Bitterstoffen zu unterstützen. Bitterstoffe haben eine umfassende Wirkung auf unseren gesamten Körper. So regen sie beispielsweise die Verdauung an, die Sekretion der Bauchspeicheldrüse und die Produktion des Gallensaftes.

Für unsere Leber haben Bitterstoffe ebenfalls eine tolle Wirkung, sie regen nämlich die Aktivität der Leber an. Die Folge ist eine entlastete und gleichzeitig aktivierte Leber, die ihre Aufgaben nun wieder besser bewältigen kann.

Leider sind Bitterstoffe heutzutage weitestgehend aus unseren Nahrungsmitteln herausgezüchtet worden, obwohl wir sie eigentlich bräuchten.

Aber es gibt trotzdem verschiedene Möglichkeiten, Bitterstoffe einzunehmen. So gibt es beispielsweise hochkonzentrierte Säfte, die Bitterstoffe enthalten, oder man nimmt sie über eine Teekur zu sich. Löwenzahn, Tausendgüldenkraut oder Mariendistel sind tolle Heilkräuter, die unsere Leber auf schonende Weise anregen und unterstützen.

Bitterstoffe werden meist 15 bis 30 Minuten vor den Mahlzeiten oder nach Empfehlung des Herstellers eingenommen.

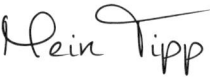

Mein Tipp

Man bekommt getrocknete Löwenzahnblätter in der Apotheke oder in der freien Natur. Wenn du die Heilkräuter lieber selber pflücken möchtest, empfehle ich dir, dies im Wald zu tun und nicht direkt am Straßenrand, sonst sind die Pflanzen eventuell mit Abgasen oder auch Hundeurin bedeckt. Löwenzahn kann man gleich zweifach verwenden, einmal die Blätter und einmal die Wurzel. Einfach zuhause ein paar Tage trocknen lassen. Dann eine Handvoll getrockneten Löwenzahn mit einem Liter heißem Wasser aufgießen und 10 Minuten ziehen lassen. Die Kur kannst du 4 Wochen lang, mit einem Liter Tee täglich, durchführen.

Die Nieren

Die Nieren sind ein paarig angelegtes Organ und liegen im oberen Bauchraum links und rechts neben der Wirbelsäule. Sie beschäftigen sich täglich mit sehr wichtigen Aufgaben:

- Ausscheiden von giftigen Substanzen
- Regulieren von Wasser- und Elektrolythaushalt und Säure-Basen-Gleichgewicht
- Produktion von Hormonen
- Regulieren des Blutdrucks
- Regulieren der Bildung von roten Blutkörperchen

Unsere Nieren erfüllen eine lebenswichtige Funktion: Sie entgiften unseren Körper. Millionen kleine Filter, die Nierenkörperchen, filtern Abfallstoffe aus unserem Blut und leiten sie über den Urin nach draußen.

Nicht zu verwechseln mit den Nieren sind die Nebennieren, ein weiteres paarig angelegtes Organ in unserem Körper. Sie haben ganz andere Aufgaben als die Nieren und ihren Namen auch nur daher, weil sie direkt neben bzw. auf den Nieren sitzen.

Da die Nebennieren in Bezug auf Stress und auch auf die Haut eine große Rolle spielen, finden sie hier ebenfalls Erwähnung. Im Nebennierenmark werden die Hormone Adrenalin, Noradrenalin und Dopamin gebildet, die Nebennierenrinde ist zuständig für die Bildung von Aldosteron, Cortisol (Stresshormon) und Androgenen.

Ein Androgenüberschuss zeigt sich bei Frauen z. B. häufig durch ein Ausbleiben der Periode oder durch lästige Pickel. Diese Überproduktion von männlichen Sexualhormonen kommt nach dem Absetzen der Pille sehr häufig vor. Das liegt daran, dass der Hormonhaushalt nach dem Absetzen der Pille in einem vorübergehenden Ungleichgewicht ist.

Doch zurück zu den Nieren. Besonders schädlich für unsere Nieren ist neben schlechter Ernährung eine zu geringe Wasserzufuhr. Das bedeutet: **Trinken, trinken, trinken!** ... denn unser Körper benötigt Flüssigkeit, und zwar klares stilles Wasser, um Schadstoffe zu filtern und mit dem Urin aus unserem Körper zu schwemmen.

REINIGUNG

Anwendungsoption für die Nieren

Trinken, Trinken, Trinken

Das Trinken wird leider viel zu sehr unterschätzt. Doch wie sollen all die Giftstoffe aus dem Körper transportiert werden, wenn die Nieren nicht genügend Flüssigkeit bekommen?

Beim Trinken kommt es vor allen Dingen auf die Quantität und die Qualität des Wassers an. Drei Liter Cola am Tag werden leider nicht den gewünschten Erfolg bringen, weil man mit dieser Menge Cola dem Körper zuviel Zucker zuführt und der Blutzuckerspiegel in die Höhe schießt. Das Ausweichen auf Getränke mit Süßstoffen ist meiner Meinung nach auch keine Alternative, denn sie beinhalten chemische Stoffe.

Gibt es Menschen, die mit der Wassermenge aufpassen müssen?
Wenn die Nierenfunktion eingeschränkt ist, muss die Trinkmenge unbedingt mit dem behandelnden Arzt abgestimmt werden.

Quantität

Die Faustregel besagt, dass man je nach Körpergewicht zwischen 2 und 4 Liter Wasser am Tag trinken soll:

- Bei einem Körpergewicht von 50 kg sind es 2 Liter Wasser am Tag.
- Bei einem Körpergewicht von 75 kg sind es 2,5 bis 3 Liter Wasser am Tag.
- Bei einem Körpergewicht von 100 kg sind es 3,5 bis 4 Liter Wasser am Tag.

Qualität

Die Qualität des Wassers spielt eine wichtige Rolle. Kohlensäurehaltiges Wasser ist beispielsweise sehr stark kohlendioxidhaltig und somit kaum verwertbar für den menschlichen Körper. Achte also darauf, dass du stilles Wasser trinkst. Leider sind Tees auch kein Ersatz für das stille Wasser, denn es gibt Teesorten, die dem Körper sogar Wasser entziehen können oder harntreibend wirken.

Tipp: Versüße dir dein Wasser mit ein paar frischen Obstscheiben oder Beeren.

Finde zuerst die für dich richtige Trinkmenge heraus. Versuche dann, pro Tag mindestens diese Menge an stillem Wasser zu trinken. Ich nehme immer 1 Liter Wasser mit auf die Arbeit und stelle sie direkt neben mich. So denke ich immer dran, die Flasche tagsüber auch leer zu trinken. Am besten ist es, wenn du morgens nach dem Aufstehen schon 500 ml Wasser trinkst, eventuell auch mit einer frischgepressten Zitrone für den Geschmack. Direkt am Morgen ist die Zitrone übrigens auch super für deine Verdauung.

Trinke die Menge dann über den Tag verteilt. Aber bitte gegen Abend weniger trinken, sonst musst du nachts auf die Toilette und unterbrichst damit deinen wertvollen Schlaf.

Durch das klare Wasser gibst du deinem Körper und besonders deinen Nieren die Möglichkeit, Giftstoffe auszuschwemmen. Ohne eine genügende Wasserzufuhr fällt ihnen das nämlich nicht leicht.

Noch einen kleinen, aber wichtigen Tipp: Wenn du die Möglichkeit hast, kaufe Wasser in Glasflaschen oder besorge dir einen Wasserfilter, und fülle dein Wasser dann in eine Glasflasche ab. Plastik besitzt viele schädliche Chemikalien. Damit führst du dir nur noch mehr Giftstoffe zu, die du ja eigentlich aus dem Körper heraus bekommen möchtest.

Warum ist Plastik so schädlich?
Den PET-Flaschen sind chemische Substanzen (Xenoöstrogene) beigesetzt. Sie dienen dazu, das Plastik weich zu halten. Das Problem daran ist, dass sie im Kunststoff nicht fest gebunden sind und somit im Wasser freigesetzt werden. Trinken wir nun also ständig aus Plastikflaschen, dann können die Xenoöstrogene in unseren Körper gelangen und wirken. Im schlimmsten Fall führt dies zu einer Östrogendominanz (Ungleichgewicht zwischen Östrogen und Progesteron). Um dies zu vermeiden, sollte man seine Getränke besser aus Glasflaschen trinken.

Anwendungsoption für die Nieren

Himalaya-Salz-Kur

Für dieses Wundermittel musste ich weit reisen, nämlich bis nach Südafrika. Dort hat mir eine Frau den wertvollen Tipp gegeben: Himalaya-Salz. Die Variante scheint so simpel und preiswert, dass ich es kaum glauben konnte. Doch schon nach zwei Wochen habe ich so eine positive Wirkung auf meine Haut gespürt, dass ich diesen Tipp unbedingt mit in dieses Buch aufnehmen musste!

Himalaya-Salz ist ein Steinsalz und stammt ursprünglich aus dem Norden von Pakistan. Seine Entstehung hat das gesunde Salz aus einer Verdunstung der Ozeane, die vor Millionen von Jahren im pakistanischen Himalaya-Gebirge vorhanden waren. Damals gab es noch keine Probleme mit der Umweltbelastung, deshalb ist das Himalaya-Salz frei von Giftstoffen.

Interessant ist auch, dass dieses Salz eine Menge an natürlichen Bestandteilen beinhaltet, die identisch mit den Elementen des menschlichen Körpers sind. Unter dem Elektronenmikroskop kann man erkennen, dass Himalaya-Salz von einer perfekt zusammengesetzten Kristallstruktur geprägt ist. Es wird von Hand abgebaut, gewaschen und besitzt eine unbegrenzte Haltbarkeit.

Das wunderbare ist, dass in diesem Salz genau die Mineralien und Spurenelemente vorhanden sind, die der menschliche Körper benötigt. Sie sind in kolloidaler Form vorhanden, also so klein, dass sie von den Zellen leicht absorbiert werden können.

Und so geht's...

Nimm einen 250-ml-Glasbehälter mit Schraubverschluss und gib bis zur Hälfte das Himalaya-Salz hinein. Nun füllst du das Glas mit stillem Wasser auf, schließt den Deckel, schüttelst es gut durch und stellst es in den Kühlschrank.

Nimm nun jeden Morgen ein Glas stilles Wasser und gib 3 Teelöffel von der Himalaya-Salzmischung dazu. Mein Rat: Führe diese Anwendung für ungefähr 3 Monate durch. Das Himalaya-Salz bindet Giftstoffe im Körper an sich und schwemmt sie nach draußen. Dadurch können die Nieren und ihr Entgiftungsprozess unterstützt werden.

Solltest du starke Veränderungen an deinem Stuhlgang feststellen (wie z. B. Durchfall), reduziere die Dosis auf einen Teelöffel pro Tag.

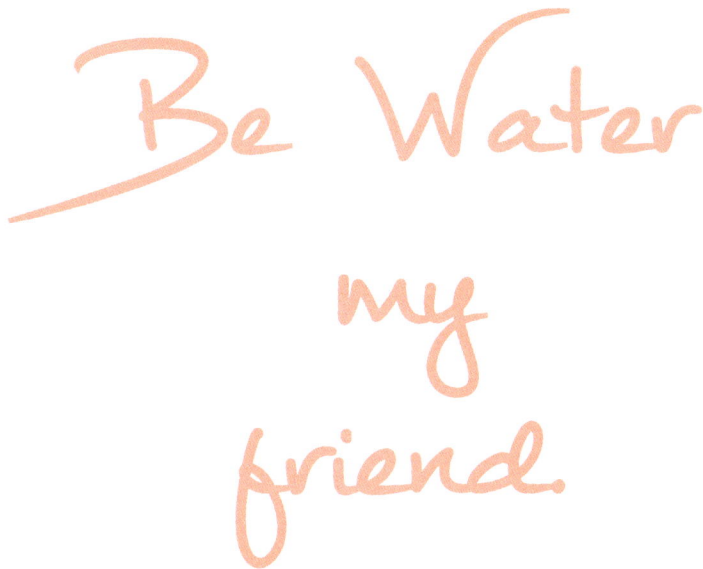

- Bruce Lee -

REINIGUNG

Anwendungsoption für die Nieren

Die Teekur

Reines Wasser ist zwar sehr hilfreich für die Nieren, aber manchmal brauchen die Nieren mehr als nur Wasser, und zwar Tee. Ein guter Nierentee aus den richtigen Heilpflanzen kann deine Nieren beim Entgiften unterstützen.

Doch warum ist es so wichtig, dass die Nieren entlastet werden, und wie hängt dies mit deiner Haut zusammen? Das ist eigentlich ganz einfach. Die Nieren sind dazu da, deinen Körper zu reinigen. Ihre tägliche Aufgabe ist es, Schadstoffe, die wir uns durch die Nahrung oder Umwelteinflüsse zufügen, wieder aus dem Körper zu transportieren.

Doch wenn es den Nieren schwer fällt, die Giftstoffe abzubauen, weil man z. B. zu wenig trinkt, werden sie versuchen, diese auf einem anderen Weg aus dem Körper zu bekommen.

Nach der Traditionell Chinesischen Medizin (TCM) nutzt sie dazu genau zwei Kanäle: Die Lunge und die Haut. Genau hier fängt das Problem an. Die Haut versucht dann, die Schadstoffe nach draußen zu transportieren und kurbelt hierfür ihre Talgproduktion an.

Die Heilkraft von Brennnnesseln kann deine Nieren beim Entwässern unterstützen. Brennnesseln sind reich an pflanzlichen Sterinen, Lignanen und antioxidativ wirksamen Flavonoiden, die die Blasen- und Nierenzellwände stärken.

Das Beste daran ist aber, dass das Harnvolumen durch die Brennessel erhöht wird, um Bakterien und Gifte aus dem Harntrakt zu spülen sowie Nierensteinen vorbeugen.

Mein Tipp

Getrocknete Brennnesselblätter bekommt man in der Apotheke oder in der freien Natur. Wenn du die Heilkräuter lieber selber pflücken möchtest, empfehle ich dir, dies im Wald zu tun und nicht direkt am Straßenrand, sonst sind die Pflanzen eventuell mit Abgasen oder Hundeurin bedeckt.

Bei der Brennnessel nimmst du am besten die jungen, kleinen Blätter von oben. Einfach zuhause ein paar Tage trocknen lassen. Dann eine Handvoll getrocknete Brennnesselblätter mit einem Liter heißem Wasser aufgießen und 10 Minuten ziehen lassen. Die Kur kannst du 4 Wochen lang, mit einem Liter Tee täglich, durchführen.

REINIGUNG

Anwendungsoption für die Nieren

Die Saftkur

Eine Saftkur kann dem Körper dabei helfen, sich zu entlasten und alle schädlichen Bestandteile herauszuschwemmen. Es gibt verschiedene Möglichkeiten, eine Saftkur durchzuführen. Frisch gepresste Säfte wirken umfassend auf den gesamten Organismus. Da sie nur nähren und versorgen, aber nicht belasten, versetzen sie den Körper automatisch in den Entgiftungsmodus – und zwar umso intensiver, je mehr Säfte man über den Tag verteilt trinkt und je weniger feste Nahrung man zu sich nimmt. Safttage geben dem Körper durch die reduzierte Menge an Nahrung die Möglichkeit, sich auf den Entgiftungsprozess zu fokussieren.

Säfte liefern lebendige Vitalstoffe, Enzyme und Antioxidantien und versorgen mit wertvollem Wasser, sekundären Pflanzenstoffen, organischen Mineralstoffen und bioverfügbaren Spurenelementen. Säfte können den Stoffwechsel ankurbeln, unterstützen massiv den Abbau von Übergewicht und leiten effektive Entgiftungsprozesse ein. Die Nähr- und Vitalstoffe aus frisch gepressten Säften gelangen in wenigen Minuten in die Zellen.

Wer sollte keine Saftkur machen?

Aufgrund der hohen Konzentration der Ballaststoffe in den Säften, kann dies sehr abführend auf den Darm wirken. Hat man Probleme mit der Verdauung, würde ich empfehlen, zuerst die Darmflora zu stärken.

Auf den folgenden Seiten findest du vier Saftrezepte, die du für eine Saftkur nutzen kannst. Wichtig ist hier, auf die Qualität der Lebensmittel zu achten. Je frischer, desto besser!

Die in den Rezepten angegebenen Zutaten kannst du natürlich auch austauschen.

So geht's

Such dir einen Tag in der Woche aus, an dem du die Saftkur machen möchtest. Am besten nimmst du einen Tag, an dem du nicht allzu viel Stress und Hektik hast, um deinen Körper nicht zusätzlich zu belasten.

morgens: The White
mittags: The Green
abends: The Orange
zwischendurch: The Red

The White

Dies ist eher ein Smoothie als ein Saft und soll der Sättigung dienen. Der White One bringt durch seinen hohen Anteil an gesunden Proteinen (durch Hanf und Mandeln) die richtige Sättigung und Energie für den Tag.

. . . .

400 ml Mandelmilch
1 Dattel
2 Eiswürfel
2 TL Chiasamen
2 TL Hanfsamen
1 TL Zimt

#HAUTKLAR

The Green

Diesen Saft kannst du mittags zu dir nehmen, denn er stärkt dich und besonders dein Immunsystem durch das darin enthaltene Chlorophyll. Grünes Gemüse hilft deinem Körper super beim Entgiften und bringt alle wichtigen Vitamine, wie beispielsweise Vitamin C, mit.

. . . .

400 ml Wasser
½ Salatgurke
2 Hände voll Spinat
1 Hand voll Grünkohl
1 grüner Apfel
1 TL Chlorella

#HAUTKLAR

The Orange

Diesen Saft kannst du abends trinken. Oranges Gemüse und orangene Obstsorten haben eine stimulierende, positive Wirkung auf dein Wohlbefinden. Der Cayennepfeffer hat eine wärmende Auswirkung auf deinen Körper und unterstützt einen ruhigen und tiefen Schlaf.

· ·

400 ml Wasser
1 Orange
2 Karotten
½ TL Kurkuma
1 TL Cayennepfeffer

The Red

Falls es mal eng wird und du das Gefühl hast, du bist noch nicht gesättigt genug, ist der rote Saft eine gute Alternative für zwischendurch. Rotes Obst und Gemüse ist voller Antioxidantien und hilft deinem Körper und besonders deiner Haut, sich gegen freie Radikale zu schützen.

• •

400 ml Wasser
1 Rote Bete
2 EL Himbeeren
2 EL Heidelbeeren
2 EL Granatapfelkerne
1 TL Goji-Beeren

#HAUTKLAR

Der Darm

Unser Darm ist vielfältig und besonders wichtig für unsere ganzheitliche Gesundheit, denn der Darm stellt neben seiner Aufgabe als Verdauungsorgan auch noch 80 % unseres Immunsystems dar. Mit über 100 Billionen kleinen Mikroorganismen ist er ebenfalls dafür zuständig, Nahrung in ihre biologisch wichtigen Bestandteile zu zersetzen. Er zerkleinert und spaltet unsere Nahrung auf und leitet Nährstoffe wie Mineralien, Vitamine und Spurenelemente in großen Mengen ins Blut.

So wie bei allen Organen bildet der Darm nur einen Teil des Ganzen und kann auch nur funktionieren, wenn er richtig versorgt wird. Kann der Darm nicht mehr richtig arbeiten, so wirkt sich das auch auf die Leber aus, die dann die Entgiftung beispielsweise auf die Haut verlagert. Die Stoffe, die dann über unsere Haut ausgetragen werden, können Hautkrankheiten wie Akne, Pickel oder Unreinheiten auslösen.

Bekannte Dermatologen wie John H. Stokes und Donald M. Pillsbury waren schon vor vielen Jahren überzeugt, dass das Verdauungssystem einen Einfluss auf andere Bereiche des Körpers hat. Sie haben folgendes herausgefunden:

„Emotionaler Stress und eine nicht nahrhafte Ernährung verändert die Darmflora, was zu einer Überhandnahme von Giftstoffen im Darm führen kann. Dies wiederum führt zu chronischen Entzündungen und einer erhöhten Insulinresistenz. Diese beiden Indikatoren haben eine Auswirkung auf die Haut und können Akne herbeiführen."

Sie empfahlen schon vor ca. 70 Jahren die zusätzliche Einnahme von Darmbakterien, damit die guten Bakterien im Darm die schlechten überwiegen. Im Jahr 2011 wurde die These der beiden Dermatologen bestätigt.

Schlechte Bakterien entstehen meistens durch Gärungsprozesse. Dadurch fühlen sich die guten Bakterien (Laktobakterien und Bifidobakterien) nicht mehr wohl und ziehen sich zurück. Unser Körper und besonders der Darm benötigen jedoch diese guten Bakterien. Und sobald sie sich zurückziehen, merken wir das deutlich, z.B. durch Verdauungsprobleme, Blähungen usw.

Man kann es auch als Vorstufe für daraus entstehende Krankheiten sehen, denn der Darm kann ohne die richtige Bakterienzusammensetzung die Nahrungsbestandteile nicht mehr richtig aufspalten und so auch weniger Nährstoffe ins Blut weiterleiten.

Eine Darmreinigung kann den Darm dabei unterstützen, die schlechten Bakterien auszuscheiden und die guten zu stärken. Dadurch kann der Darm besser arbeiten, das Immunsystem gesund halten und die Darmschleimhaut schützen.

Auch auf die Haut kann das positive Auswirkungen haben, da sie von den Nährstoffen, die der Darm in die Blutbahn bringt, profitiert und der Körper keinen Grund mehr hat, die Haut als alternatives Entgiftungsorgan zu nutzen.

Doch aufgepasst! Wer sollte die Darmreinigung lieber nicht machen?

Bei denjenigen, die dauerhaft Medikamente einnehmen müssen, Allergien, Divertikel oder chronische Darm- oder Autoimmunerkrankungen haben oder unter einem Leaky Gut leiden, ist eine Darmreinigung nicht immer hilfreich, sondern kann sich auch negativ auswirken. Deshalb sollte in diesen Fällen vor der Durchführung einer Darmreinigung mit dem Hausarzt Rücksprache gehalten werden.

Wollen wir also eine schöne und reine Haut haben, müssen wir unseren Darm gut behandeln!

Was der Darm gar nicht mag...

Es gibt ein paar Dinge, mit denen man den Darm richtig ärgern und ihn im schlimmsten Fall soweit bringen kann, dass er seine Aufgaben nur noch eingeschränkt ausführt. Verständlich, denn was der Darm als Verdauungsorgan so täglich vor die Nase gesetzt bekommt, ist schon bedenklich.

Beginnen wir mit den Medikamenten, genau genommen mit **Antibiotika**. Die meisten von uns haben es in ihrem Leben schon mindestens einmal zu sich genommen, z. B. wegen einer Blasenentzündung, einer Magen-Darm-Grippe und, und, und... die Liste der Erkrankungen ist lang. Es scheint fast so, als würden Ärzte Antibiotika gerne als Wunderheilmittel gegen alles verschreiben. Das Prinzip von Antibiotika ist nämlich ziemlich einfach: Es tötet alle Bakterien, die ihm nur so entgegen kommen, also schlechte, aber leider auch gute Bakterien. Und genau da liegt auch das Problem. Wir benötigen gute Bakterien für eine gesunde Darmflora, denn sie sind maßgeblich daran beteiligt, die Nahrung zu verdauen und die Ballaststoffe aus dem Essen aufzuspalten.

Wenn wir schon bei der Nahrung sind, kommen wir gleich zum nächsten Punkt auf der Liste der Feinde des Darms: die **falsche Ernährung**. Ein Mensch isst ungefähr 670 kg im Jahr, davon sind 50 kg Zucker, 90 kg Getreide und 134 kg Milchprodukte. Diese Mengen kommen über unseren Mund in den Magen und landen direkt im Darm. Dass hier täglich viel zu leisten ist, ist klar. Kein Wunder also, wenn der Darm bei der Qualität der Nahrung wählerisch ist. Wenn es schnell gehen muss, greifen wir auch gerne mal zu Fertigprodukten mit Konservierungsstoffen oder süßen Getränken mit raffiniertem Zucker. Das alles kann unseren Darm stark belasten, die guten Bakterien abtöten und die Darmschleimhaut angreifen. Die Traditionelle Chinesische Medizin sieht die Ursache von Krankheiten meist in der Nahrung und in Erkrankungen im Darm, die mit einer Umstellung der Ernährung behandelt werden.

Neben Antibiotika gehört **die Pille** ebenfalls zur Kategorie Medikamente. Die Anti-Baby-Pille führt dem Darm indirekt Schaden zu, und zwar durch ihren Angriff auf die Leber und das unausgeglichene Hormonsystem. Durch diese dauerhafte Belastung der Leber wird weniger Gallenflüssigkeit produziert. Diese ist aber ein wichtiges Hilfsmittel für den Darm, das er zur Verdauung benötigt. Außerdem können durch die in der Pille enthaltenen synthetischen Hormone Pilze im Körper entstehen, die ebenfalls die Darmflora angreifen. Der Darm wird dadurch stark belastet und kann seiner Aufgabe als Verdauungsorgan nur noch sekundär nachgehen.

Alle Krankheiten beginnen im Darm.

- Hippokrates -

#HAUTKLAR

> REINIGUNG

Anwendungsoption für den Darm

Die Darmreinigung

Es gibt verschiedene Methoden der Darmreinigung. Ich habe mit einer Kombination aus Flohsamenschalen, Bentonit und Probiotika sehr positive Erfahrungen gemacht. Deshalb möchte sie hier als Anwendungsoption nennen.

So geht's:

Die Darmreinigung ist eigentlich ganz einfach.
Man nimmt morgens 1 Stunde vor dem Frühstück
einen Shake aus Flohsamenschalen und Bentonit ein,
jeweils 1 Teelöffel beider Pulver.
Zum Mittagessen nimmt man dann eine Kapsel Probiotika,
das nach der morgendlichen Reinigung dem Darm alle
notwendigen Mittel für eine gesunde Darmflora mit guten Bakterien gibt.

FLOHSAMENSCHALEN	BENTONIT ODER HEILERDE	PROBIOTIKA
wirken wie ein Abflussreiniger und sammeln beim Passieren des Darms alle Schädlinge und Abfallprodukte ein und befördern sie nach draußen.	Mineral- und Heilerden binden alle Toxine und schlechten Bakterien an sich und entfernen sie.	enthalten nützliche und gute Darmbakterien, die man für den Aufbau einer gesunden Darmflora braucht.

Probiotika gibt es in Kapselform oder man nimmt sie über natürliche Milchsäurebakterien auf. Folgende Nahrungsmittel beinhalten durch ihren Fermentierungsprozess diese Milchsäurebakterien, die der Darmflora helfen können, einen intakten Mikroorganismus aufzubauen.

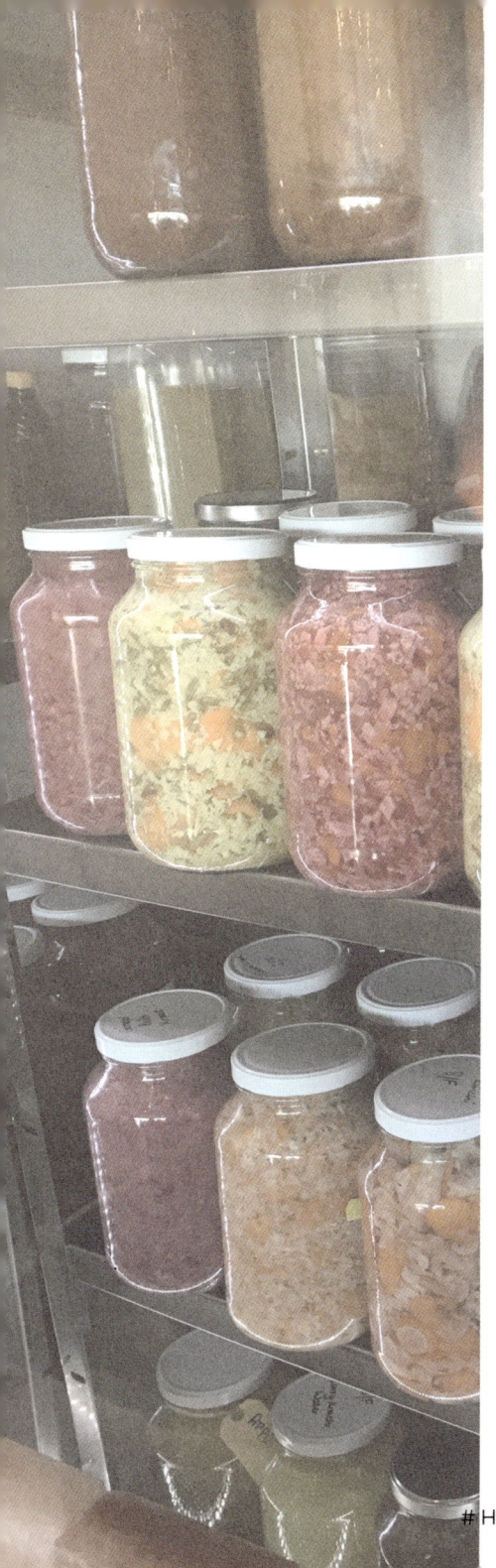

SAUERKRAUT

Sauerkraut enthält ein ganzes Spektrum an Vitaminen: Beta-Karotin, Provitamin A, C, B, E und K, Mineralstoffe wie Kalium, Kalzium, Phosphor, Eisen, Zink und Magnesium sowie Spurenelemente. Zudem ist es aufgrund der Vielfalt an enthaltenen guten Bakterien ein natürliches Probiotikum.

KIMCHI

Kimchi ist ein fermentiertes Gemüse aus Gurken, Kohl bzw. Kraut und stammt ursprünglich aus Japan. Genau wie beim Sauerkraut werden durch den Fermentierungsprozess Milchsäurebakterien angesiedelt.

MISO

Die Miso-Paste ist eine japanische Gewürzpaste. Manche kennen sie vielleicht von der Misosuppe im japanischen Restaurant. Hergestellt wird sie aus Sojabohnenpaste, Koji-Reis und Salz.

Mein Tipp:

Bentonit, Flohsamenschalen und das Probiotikum in Kapselform kannst du online oder in einem Reformhaus kaufen. Ich persönlich habe gute Erfahrungen mit den Produkten von effective nature gemacht, erhältlich beim Zentrum der Gesundheit oder auf Amazon.

Meine persönlichen Produkterfahrungen findest du auch auf: Generation-Pille.com

Let's clean your Skin, Girl!

#HAUTKLAR

Schönheit von außen.

#HAUTKLAR

REINIGUNG

Meine Pflegegrundsätze

1. ACHTE AUF DIE INHALTSSTOFFE.

Die Haut ist unser größtes Organ. Alles was wir auf ihr tragen, geht direkt in unser Blut über. Viele Pflegeprodukte für Haut und Haare sind mit synthetischen Hormonen versehen und beeinflussen den natürlichen pH-Wert der Haut. Dadurch kann die Haut austrocknen. Der Körper produziert daraufhin mehr Fett, um dies auszubalancieren. Das kann zu Verstopfungen der Poren führen mit dem Resultat: Pickel.

Geht man dann wegen der Pickel zum Hautarzt, wird man des öfteren mit Cortisoncremes vertröstet. Diese Cremes töten aber alle Bakterien und Zellen, die guten und die schlechten. Es ist meist ein Teufelskreis. Setzt man diese Cremes wieder ab, kommen die Unreinheiten wieder.

Mein Tipp

Erkundige dich in der Apotheke nach Naturkosmetika.
Falls du kein Make Up verwendest, umso besser.
Falls doch, achte auch hier auf die Inhaltsstoffe.

Es gibt tolle Apps wie ToxFox oder CodeCheck (kostenlos für Android und iOS), mit denen du den Barcode deiner Kosmetikprodukte scannen und dann erfahren kannst, ob das Produkt synthetische Hormone beinhaltet oder nicht. Sollten Inhaltsstoffe wie **Alkohol**, **Parabene** (Methylparabene), **Aluminium**, **Polyethylenglykole**, **Paraffine**, Weichmacher (**Phthalate**) oder auch Bleichmittel (wie **Ammonium-Derivate**) auf dem Produkt ausgewiesen sein, lass lieber die Finger davon! Diese Stoffe können hormonelle Wirkungen im Körper auslösen, die Poren verstopfen und die Haut durchlässiger und trockener machen.

#HAUTKLAR

2. SCHWITZEN ÖFFNET DIE POREN.

Dampfbäder für den Körper oder auch für das Gesicht können eine wundervolle Möglichkeit sein, die Poren zu öffnen und dem Talg so die Möglichkeit geben, nach draußen zu gelangen.

Eine schonende und natürliche Variante ist ein Dampfbad mit ätherischen Ölen wie Teebaumöl, Wacholderbeere oder Lavendel. Diese ätherischen Öle haben die Kraft, Giftstoffe nach außen zu tragen und Entzündungen zu hemmen.

So geht's

Bringe 2 Liter Wasser zum Kochen und gebe 5 Tropfen der oben genannten ätherischen Öle hinzu. Nimm den Topf vom Herd und halte dein Gesicht mit einem Abstand von ungefähr 30 cm darüber. Jetzt nimm ein Handtuch und lege es über deinen Kopf, und zwar so, dass möglichst wenig Dampf austreten kann. Augen dabei geschlossen halten!

Dieses Gesichtsdampfbad machst du mindestens 5 Minuten lang. Anschließend spülst du dein Gesicht mit kaltem Wasser ab, damit sich die Poren wieder schließen können und nicht anfällig für Bakterien sind.

Dieses Dampfbad kannst du 1 x die Woche machen.

REINIGUNG

3. SCRUB IT!

Ein Peeling kann die Haut dabei unterstützen, alte Hautschuppen loszuwerden, damit sie keine Entzündungen fördern. Entweder man kauft sich ein Peeling aus Naturkosmetik oder macht es einfach selbst aus Hausmitteln.

Eine wunderbare Zutat dafür ist feines und rund körniges Meersalz, denn es verfeinert das Hautbild, durchblutet die Haut und macht die Haut geschmeidig. Damit man die Hautoberfläche nicht verletzt, sollte man unbedingt ein rund körniges Salz verwenden und nur leicht und in kreisenden Bewegungen über die Haut reiben. Wenn du möchtest, kannst du noch ein ätherisches Öl hinzugeben. Lavendelöl hat eine sehr reinigende Wirkung und unterstützt die Hautzellen beim Neuaufbau.

So geht's

Nimm ein kleines Handtuch, halte es unter lauwarmes Wasser und wringe es gut aus. Gib etwas feinkörniges Meersalz mit 5 Tropfen Lavendelöl in eine kleine Schale und fahre dir damit vorsichtig in kreisenden Bewegungen über das Gesicht. Die Haut ist sensibel und sollte dadurch nicht zu sehr strapaziert werden.

Wiederhole dieses Peeling 1 x die Woche.

4. WECHSLE DEIN GESICHTSHANDTUCH.

Bakterien sind überall. Vor allen Dingen tummeln sie sich gerne in Handtüchern, da sie dort eine feucht-warme Umgebung finden, wo sie sich dann explosionsartig vermehren können.

Achte darauf, dass du das Handtuch ausschließlich fürs Gesicht und nicht noch für die Hände verwendest. Wichtig ist auch, dass du das Handtuch regelmäßig wechselst.

Mein Tipp

• •

Benutze dein Gesichtshandtuch nicht öfter als drei mal. Besorge dir einige kleine Gästehandtücher. Sie sind günstiger als normal große Handtücher und nehmen auch weniger Platz weg. So hast du immer genug Vorrat und kannst dein Gesichtshandtuch sogar täglich wechseln.

Übrigens sind auch Kosmetikpinsel ein Fänger für Bakterien. Reinige diese mit lauwarmem Wasser mindestens 1 x die Woche.

#HAUTKLAR

> REINIGUNG

5. FINGER WEG VOM GESICHT!

Keiner der Tipps war für mich so schwer umzusetzen wie dieser. Man fasst sich normalerweise einige Male am Tag ins Gesicht. Dummerweise greift man mit denselben Händen davor auch an Türklinken oder andere Orte, an denen sich Bakterien gerne aufhalten. Diese Bakterien bringen wir dadurch auf unsere Haut und schon ist eine Entzündung vorprogrammiert.

Wasche deine Hände mehrmals am Tag und versuche, dir so wenig wie möglich ins Gesicht zu fassen. Das gleiche gilt leider auch für das Ausdrücken von Pickeln. Ich weiß, wie schwer es ist, wenn man einen eitrigen Pickel hat. Man fängt an zu drücken und springt direkt zum nächsten Pickel oder Mitesser. Dadurch bringen wir aber die Bakterien von einer Stelle zur nächsten. Drückt man einen Pickel aus, wird ein entzündliches Sekret ausgestoßen. Gelangt dies an eine andere Pore, kann hier nun eine weitere entzündete Stelle entstehen.

Mein Tipp

Eine professionelle Kosmetikerin kann dir dabei helfen, die Unreinheiten richtig und schonend zu reinigen. Am besten suchst du dir eine Kosmetikerin, die mit natürlichen Produkten arbeitet,
vorzugsweise auf Basis von Aloe Vera. Gerade bei akuten starken Unreinheiten, lohnt es sich alle 2 Wochen zu einer professionellen Kosmetikerin zu gehen und das Gesicht ausreinigen zu lassen.

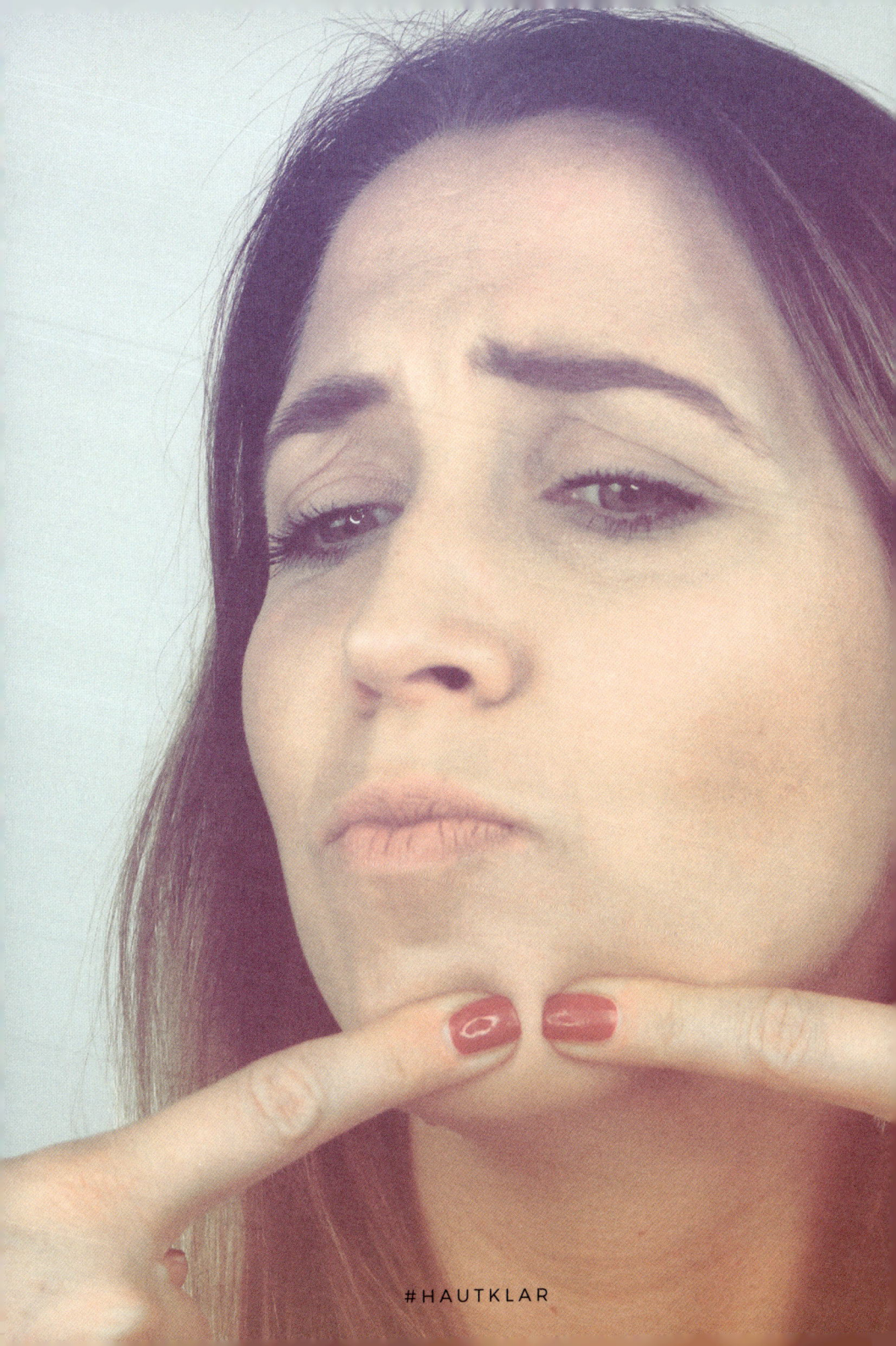

6. WECHSLE DEINEN KOPFKISSENBEZUG.

Jede Nacht legen wir unser Gesicht auf ein Kopfkissen. Doch gerade nachts arbeitet die Haut. Die Poren befördern Schadstoffe nach draußen, darunter auch Bakterien. Das Kopfkissen ist somit voller Bakterien und sollte deshalb regelmäßig ausgetauscht werden.

Die Bettdecke muss nicht unbedingt mit gewechselt werden. Jedoch sollte man den Kopfkissenbezug jede Woche austauschen, um Bakterien und anderen Schmutz nicht an die Haut zu tragen.

Eine gute Nacht verspricht einen guten Morgen.

- Willy Meurer -

7. DIE HEILPFLANZE ALOE VERA.

Es gibt zwei ganz bestimmte Besonderheiten von Aloe Vera. Sie kann nämlich über einen sehr langen Zeitraum Wasser speichern, ohne auszutrocknen. Und das macht sie auf eine sehr kluge Weise, denn in den Trockenphasen schrumpft sie zusammen, und sobald sie mit Wasser bereichert wird, plustert sie sich wieder auf.

Doch nun kommt das Beste. Mit ihrem Gel kann die Aloe Vera sich selbst heilen. Befindet sich die Pflanze also in einer trockenen Zeit und bekommt dadurch „Verletzungen", schafft das Gel der Aloe Vera, diese Wunden zu heilen, indem sie die Schnitte schrumpfen lässt und versiegelt. Was sagt uns das nun? Wenn es die Pflanze schafft, sich selbst zu heilen, könnte sie es wohl auch bei uns Menschen oder?

Durch ihre 200 verschiedenen Inhaltsstoffe und einer perfekten Zusammensetzung von Wirkstoffkombinationen ist Aloe Vera sehr wertvoll für unsere Haut.

So geht's

Ein wichtiger Tipp für die richtige Anwendung der Aloe Vera-Pflanze ist, dass man zuerst die giftige Flüssigkeit Aloin aus der Pflanze laufen lässt. Diese wird nämlich von ihr erzeugt, um Insekten abzuwehren und zu Reizungen führen. Schneide also das untere Stück der Aloe Vera ab und lege sie für eine Stunde in ein Glas, damit das Aloin ablaufen kann.

Schneide dann ein Stück der Pflanze ab, halbiere sie, reibe dann einfach die gelige Seite über dein Gesicht und lass es einwirken. Das Gel muss nicht abgespült werden, sondern zieht sehr schnell in die Haut ein.

REINIGUNG

Meine Lieblingsprodukte

Es dauerte eine ganze Weile, bis ich passende Pflegeprodukte für mich gefunden habe. Aufgrund des enormen Angebots an Hautkosmetika, die uns natürlich alle ein reines Hautbild versprechen, muss man schon ganz genau hinschauen und darf sich auf gar keinen Fall von den Werbeversprechen der Hersteller blenden lassen. Wie bereits erwähnt, sind nur die richtigen Inhaltsstoffe bei der Produktwahl ausschlaggebend.

Meine persönliche Empfehlung sind Pflegeprodukte auf Aloe-Vera-Basis und nicht auf Wasserbasis. Die meisten Kosmetikprodukte bestehen nämlich zu 60 - 80 % aus filtriertem Wasser. Leider hat dieses Wasser keinerlei Wirkstoffe für die Haut, sondern legt sich nur auf der oberen Hautschicht ab. Von daher sind 60 - 80 % Wasseranteil schon ganz schön happig.

Meine Kosmetikerin empfahl mir dann Produkte von Pharmos, weil diese nämlich nicht hauptsächlich aus Wasser bestehen, sondern aus Aloe Vera. Wie zuvor schon erwähnt, bin ich ein großer Fan von Aloe Vera, denn diese Pflanze hat sehr viele tolle heilende und tief wirkende Eigenschaften.

Kommen wir zu meinen absoluten Hautpflege-Favoriten. Ich habe mich für drei Produkte von Pharmos entschieden, weil sie perfekt aufeinander aufbauen und ich persönlich damit sehr gute Erfahrungen gemacht habe.

1. DAS WASCHGEL

Das Waschgel ist besonders für ölige, normale und Mischhaut geeignet. Gerade nach dem Absetzen der Pille haben viele Frauen eine fettige Haut. Das Waschgel von Pharmos wirkt sanft gegen fettige Stellen, trocknet die Haut aber nicht aus. Durch Inhaltsstoffe wie Aloe Vera, Seifenrinde und Weizenproteine wird die Haut mit Feuchtigkeit versorgt und gleichzeitig gründlich gereinigt.

2. DIE BALANCE CREME

Diese Creme nutze ich als Tages- und Nachtpflege. Sie spendet Feuchtigkeit und bringt die Haut wieder ins Gleichgewicht. Sehr wirksam ist sie bei geröteter und entzündeter Haut. Ein zusätzlicher Pluspunkt: Sie hat einen sehr mattierenden Effekt.

3. DAS SENSITIVE GEL

Das Gel beinhaltet Aloe Vera und schwarzen Sesam. Ich nutze es gern in Kombination mit der Haut-Balance-Creme. Das Gel beruhigt Hautirritationen und macht ein sehr ebenes Hautbild.

Die Produkte von Pharmos sind mit einem Preis von 30 - 60 € zwar nicht unbedingt günstig, aber sie sind es wirklich wert. Enthalten sind nicht nur beste Inhaltsstoffe, auch die lange Ergiebigkeit ist hervorzuheben.

Meine Morgenroutine für die Haut

LAUWARMES WASSER

Manche kennen es vielleicht: Man wacht morgens auf und hat eine ölige Schicht auf der Haut. Diese lässt sich am besten mit lauwarmem Wasser entfernen. Es sollte auf jeden Fall nicht zu warm und nicht zu kalt sein.

REINIGUNG MIT DEM PHARMOS WASCHGEL

Da der Körper auch nachts über die Haut entgiftet, nutze ich das Waschgel von Pharmos, um die Giftstoffe gründlich von der Haut zu waschen. Ich benötige dafür nur eine minimale Menge des Waschgels, reibe es in den Händen schaumig und fahre mit kreisenden Bewegungen über mein Gesicht. Danach spüle ich das Waschgel mit lauwarmen Wasser wieder ab.

MIT EINEM GESICHTSHANDTUCH ABTROCKNEN

Mit einem kleinen Handtuch tupfe ich dann mein Gesicht vorsichtig ab. Wie schon erwähnt, sollte man das Gesichtshandtuch höchstens 3 mal verwenden und dann austauschen.

DIE PFLEGE

Nun nutze ich die Haut-Balance-Creme und das Sensitive-Gel von Pharmos. Von beidem gebe ich einen kleine Menge in meine Handinnenfläche, vermische die Cremes miteinander und creme mein Gesicht damit ein. Diese Routine kannst du natürlich auch mit jedem anderen Pflegeprodukt anwenden.

EINKLOPFEN

Damit die Creme besser einzieht und bis in die unteren Hautschichten gelangt, klopfe ich die Creme vorsichtig mit meinen Fingerkuppen in die Haut ein und wiederhole das nach ca. 30 Sekunden nochmal.

Calm down,

#HAUTKLAR

Girl!

#HAUTKLAR

SEELE

Stress Dich nicht!

Stress schüttet im Körper bestimmte Hormone aus, die den kompletten Hormonhaushalt beeinflussen und das Gleichgewicht stören können. Wie wir bereits gelernt haben, kann ein hormonelles Ungleichgewicht die Ursache für unreine Haut sein. Deshalb ist es wichtig, dass wir uns auch über unseren Stresshaushalt bewusst werden. Besonders, wenn wir langfristig eine schöne und reine Haut haben möchten.

Eine große Rolle dabei spielt das vegetative Nervensystem, weil es für die Verarbeitung von Stress zuständig ist. Unterteilt wird das vegetative Nervensystem in einen sympathischen und einen parasympathischen Teil, dem Sympathikus und dem Parasympathikus, die gegenteilige Wirkungen haben.

Der Sympathikus ist in Gefahrensituationen z. B. dafür zuständig, die Pupillen zu erweitern, den Herzschlag zu beschleunigen, die Verdauung zu hemmen und Adrenalin freizusetzen. So wird der Körper für einen Angriff bereit gemacht. Ist die Gefahrensituation vorbei, tritt der Parasympathikus in Aktion, der die Pupillen wieder verengt, den Herzschlag verlangsamt, den Blutdruck senkt usw. Der Körper kann entspannen und eine Regeneration findet statt.

Aber warum ist dies wichtig? Stress kann eine so starke Auswirkung auf den Hormonhaushalt haben, dass man ihn allein dadurch schon aus dem Gleichgewicht bringen kann. In Stresssituationen kann z. B. die Periode einfach ausbleiben.

Eigentlich ist der Körper darauf ausgelegt, nur für eine kurze Zeit unter negativem Stress zu stehen, wie z. B. bei einem Raubüberfall. In diesem Fall nimmt der Körper eine Gefahr wahr und das Gehirn aktiviert den Sympathikus. Wir befinden uns in einer "Kampf oder Flucht-Reaktion", d. h. der Körper versucht nun mit allen Mitteln, auf die Gefahr zu reagieren.

Das Problem ist nur, dass der Körper nicht zwischen einer lebensbedrohlichen Gefahr oder einer alltäglichen negativen Stresssituation wie z. B. Angst, finanzielle Sorgen, Leistungsdruck etc. unterscheiden kann. Für ihn ist ALLES Stress. Solange das nur ab und zu passiert, hat er damit auch kein Problem. Aber wenn der Körper ständig unter negativem Stress steht, brennt er über die Zeit regelrecht aus. Dann kommt es zu einem "Allgemeinen Anpassungssyndrom".

Man unterscheidet drei Phasen dieses Syndroms: die Alarmreaktion, die Abwehrreaktion sowie die Erschöpfung.

Die Alarmreaktion
Wie schon zuvor beschrieben, wird in einer Stress- bzw. Gefahrensituation der Sympathikus aktiviert. Das Gehirn befiehlt den Nebennieren dann, die Hormone Cortisol und Adrenalin auszuschütten, um den Körper kampfbereit zu machen. Den Treibstoff, den er dazu braucht, gewinnt er aus Glukose. Kommt man öfters in diese Negativ-Stress-Spirale, dann kommt man zwangsläufig in die nächste Stufe.

Die Abwehrreaktion
Nach der Alarmstufe versucht der Körper, wieder auf seinen normalen Stresslevel zurückzukommen. Aber wenn die Stressreaktion zu stark war oder zu oft ausgelöst wurde, wird der Körper immer in ständiger Bereitschaft bleiben und eine dauerhafte Abwehrhaltung einnehmen.

Als Auswirkung dieses konstanten Stresslevels wird der Körper resistent dagegen und akzeptiert das Zusammenleben mit den Stressfaktoren. Diese verstärkte Ausschüttung von Stresshormonen hat einen nachteiligen Effekt. Das Immunsystem wird dadurch geschwächt, so dass man angreifbarer für Krankheiten wird. So kann Dauerstress auch die gesunde Darmflora verändern und die Darmfunktion reduzieren. Außerdem erhöht er die Durchlässigkeit der Darmschleimhaut und führt zu einer Überhandnahme von Toxinen, die chronische Entzündungen sowie eine erhöhte Insulinresistenz zur Folge haben können. Und dies kann wiederum die Ursache für eine unreine Haut sein. Es scheint so, als würde nur indirekt ein Zusammenhang zwischen Stress und Pickeln bestehen. Ja, das mag sein. Allerdings funktioniert unser Organismus nur ganzheitlich und deshalb müssen wir die Ursache (Stress) für unserer Beschwerden (Pickel) finden und beseitigen.

Die Erschöpfung
Befindet man sich zu lange in der Abwehrreaktion, ist der Körper nicht mehr in der Lage, in gegebenen Umständen auf wirkliche Notfälle zu reagieren, und bricht zusammen, er kann nicht mehr und quittiert das mit einem Burnout. Die Abwehr des Immunsystems sinkt rapide und die ersten Krankheitsbilder tauchen auf.

Lass es nicht soweit kommen!
Wir vergessen in der heutigen Zeit oft, welchem dauerhaften Stress wir täglich ausgesetzt sind. Wir wollen immer gut aussehen, unter den Besten im Büro sein, ein tolles Auto fahren und fühlen uns fast gezwungen, mit der Konsumsucht mithalten zu müssen. All das ist für die meisten von uns heutzutage ganz normal. Aber genau das ist das Problem.

Also... stress dich nicht! Gönne dir genügend Ruhe und Entspannung. Auf den nächsten Seiten findest du ein paar Tipps, die dir helfen können, den Stress zu reduzieren und wieder mehr Entspannung in dein Leben zu bringen.

SEELE

Tipps zur Stressreduzierung

Nimm dich wichtig

Es gibt Situationen im Leben, in denen man funktioniert, weil andere es von einem erwarten. Als Frau hat man auch oft das Gefühl, in einem stetigen Konkurrenzkampf zu sein. Wir möchten die selben schönen langen Haare wie die Arbeitskollegin oder die selbe glatte und makellose Haut wie die Ex-Freundin des Partners. Wir leben oft in ständigem Vergleich und vergessen uns dabei selbst.

Lass das nicht dauerhaft zu! Achte mehr auf dich selbst und deine Bedürfnisse. Und vor allem akzeptiere dich so wie du bist, auch wenn du dich in deiner Haut aktuell nicht wohlfühlst. Du allein hast es jetzt in der Hand, das zu ändern. Und mit dem Kauf dieses Buches hast du schon den ersten Schritt getan.

Ein Tag nur für dich

Der Körper benötigt Ruhe, um genügend Kraft zu sammeln und wieder ins Gleichgewicht zu kommen. Manchmal muss man sich eine Auszeit nehmen, dem Körper Ruhe gönnen und einfach mal ausschlafen. Die innere Uhr wird einem sagen, wann es Zeit zum Aufstehen ist.

Nimm dir einfach mal einen Tag Urlaub nur für dich. Vielleicht gehst du dann in ein Wellnessbad, gönnst dir eine Massage oder liest ein Buch, das schon ewig in deinem Schrank liegt. Mach einfach mal etwas nur für dich!

Einfach mal zur Ruhe kommen

Um in die Entspannung zu kommen, gibt es verschiedene Möglichkeiten. Yoga, Meditation oder Qi Gong können mit ihren Übungen einen positiven Einfluss auf das Nervensystem haben. Probiere es einfach aus. Such dir beispielsweise ein Yoga-Studio in der Nähe und nimm eine Probestunde.

Oft kann man sogar eine Stunde kostenlos reinschnuppern. Am Abend kann dies eine sehr schöne Möglichkeit zum Entspannen sein, gerade wenn in der Yoga-Stunde auch noch eine kleine Tiefenentspannung stattfindet.

Don't be perfect!

Dieser Tipp ist besonders wertvoll:

Man muss nicht immer perfekt sein, um seine Ziele zu erreichen.
Es geht vielmehr um die Häufigkeit. Du möchtest eine reine Haut?
Dann tu etwas dafür, auch wenn es eine Veränderung
deiner Gewohnheiten bedeutet. Aber lass dich nicht runterziehen,
wenn es mal einen Tag lang nicht geklappt hat.
Morgen ist ein neuer Tag und da wirst du es besser machen.

Du hast Lust auf Schokolade? Dann iss sie!

#HAUTKLAR

SEELE

Sleep well!

Wie bereits kurz angedeutet, benötigt der Körper seine Auszeit. Im Schlaf bekommt er die am besten, denn da gibt es keine äußeren Einflüsse.

Der Schlaf ist so wichtig, dass er eine eigene Seite verdient hat. Fühlt man sich erschöpft, unkonzentriert oder einfach unwohl, sollte man eventuell genauer auf seine Schlafgewohnheiten achten.

Heutzutage vergessen viele Menschen, wie wichtig der Schlaf nicht nur für den Körper, sondern auch für die Hormonbildung ist. Wir sind nur noch in dem Rhythmus Aufstehen – Essen – Arbeiten – Essen – Schlafen. Meist haben wir so viel zu tun, dass wir kaum noch Zeit für einen ausgiebigen und intensiven Schlaf haben. Unsere Gedanken kreisen täglich um dieselben To-Do's, Probleme oder Beschwerden, tagsüber und auch nachts. Wir träumen schlecht, wachen zu oft auf und können nicht mehr einschlafen, weil unser Gehirn immer noch arbeitet und den Tag verdaut.

Wusstest du, dass Schlaf ein hochaktiver Zustand ist? Bestimmte Organe fahren ihre Aktivität herunter, andere legen erst so richtig los. Dass eine gute Entgiftungsfunktion sehr wichtig für unsere Haut ist, haben wir ja mittlerweile gelernt. Wenn wir jetzt noch erfahren, dass unser Körper hauptsächlich nachts die meisten Entgiftungs- und Ausscheidungsprozesse durchführt, wird uns die Brücke zwischen ausreichendem Schlaf und einer reinen Haut klar.

Der Körper nutzt diese Auszeit zum Regenerieren und um Kraft für den nächsten Tag zu sammeln.

Der Schlafbedarf eines jeden Menschen ist sehr individuell. Hierfür gibt es keine Faustregel. Manche Menschen brauchen mehr Schlaf, andere kommen mit weniger aus. Wichtig ist aber nicht die Quantität, sondern die Qualität des Schlafes.

Auf den nächsten Seiten findest du Tipps, wie du deinen Schlaf verbessern kannst.

Meine Schlafgrundsätze

1. Regelmäßige Bettzeiten.

Der Körper benötigt eine Routine.
Er muss wissen, wann er Zeit für eine Pause bekommt.

Mein Tipp

• •

Stell dir auf deinem Smartphone eine Schlafenszeit ein.
Ich empfehle dir, diese auf 21 Uhr zu setzen.
Das bedeutet nicht, dass du um diese Zeit ins Bett
gehen sollst. Aber versuche, ab 21 Uhr deine Aktivitäten
langsam herunterzufahren. Mach dich bettfertig,
dimme das Licht etwas herunter und höre sanfte Musik.

SEELE

2. Wasserzufuhr.

Zu viel Wasser am Abend füllt die Blase, die dann natürlich auch geleert werden möchte. Schlechte wäre es, wenn sich deine Blase dann nachts melden würde. Unser Schlaf ist sehr wichtig, denn es sind die einzigen Stunden, in denen der Körper und die Organe ruhen können.

Mein Tipp

• •

Achte darauf, dass du ab 18.30 Uhr weniger Flüssigkeit zu dir nimmst, damit du deine Blase nicht überfüllst und der Toilettengang deine Nachtruhe stören könnte.

3. Zu viel Koffein stört den Schlaf.

Viele kennen es ... der Kaffee am Morgen lässt die meisten erst richtig wach werden. Ohne ihn ist es fast unmöglich, in den Tag zu starten. Bei Koffein kommt es stark auf die Menge an.
Ein Kaffee am Morgen schadet sicher niemandem, doch zuviel Kaffee löst bei manchen Menschen eine starke Unruhe aus und diese wirkt stressfördernd auf den Körper.

Mein Tipp

Reduziere deinen Kaffeekonsum und achte darauf, dass du ab 16 Uhr keinen Kaffee mehr trinkst. Alkohol, schwarzer und grüner Tee haben ebenfalls eine kreislaufanregende Wirkung und sollten deshalb abends vermieden werden.

SEELE

4. Vermeide einen vollen Magen.

Ein voller Magen beschäftigt die Verdauungsorgane über Nacht. Somit haben sie keine Zeit, zur Ruhe zu kommen, sondern schütten durch die Nahrung noch Energie aus, die nachts aber nicht benötigt wird.

Mein Tipp

Nimm deine letzte Mahlzeit um 18.30 Uhr ein. So hat dein Magen genügend Zeit, seine Inhalte bis zur Schlafenszeit größtenteils zu verarbeiten.

5. Ganz leer sollte der Magen aber auch nicht sein.

Nun kommen wir zur Gegenseite.
Ein voller als auch ein leerer Magen ist vor dem Schlafengehen nicht gut.
Der Magen ist sonst im Wartemodus und auf der Suche nach Nahrung.

Mein Tipp

Achte auf eine leichte Kost, denn schwer verdauliche
Nahrung, wie z. B. Fleisch, bereiten dem Darm viel Mühe.

SEELE

6. Good Night, Smartphone.

Elektronische Geräte wie Smartphones, Fernseher und Computer senden so genannte blaue Wellen, die die Bildung des Schlafhormons Melatonin unterdrücken. Dadurch setzt die Müdigkeitsphase später ein, was das Einschlafen erschwert.

Mein Tipp

Schalte elektronische Geräte ab 21 Uhr aus (oder in den Flugmodus) und greife lieber zu einem Buch.

7. Die richtige Atmosphäre.

Die Schlafqualität kann höher sein,
wenn man in einem Raum ist, in dem man sich wohlfühlt
und nicht von äußeren Einflüssen gestört wird.

Mein Tipp

Dunkle das Zimmer ab, damit dich die Sonnenstrahlen in der Früh nicht wecken oder Straßenlaternen nachts in dein Zimmer scheinen. Ein angenehmer Lavendelduft kann die Sinne positiv stimulieren, z. B. in Form von einem Lavendelkissen.

SEELE

Starte jetzt.

Du bist jetzt fast am Ende des Buches angekommen, und ich kann mir vorstellen, dass dich diese ganzen Informationen ganz schön erschlagen. Mach dich aber nicht verrückt, sondern gehe die Punkte Schritt für Schritt an.

Notiere dir, was du in der nächsten Woche erreichen möchtest, und setze dir pro Woche kleine Ziele. Stelle dir folgende Fragen:

Welche Dinge kannst du direkt heute umsetzen? Welche Dinge möchtest du bis Ende nächster Woche in deinen Alltag eingebaut haben?

Diese Fragen sollen dir helfen, deine Ziele umzusetzen und etwas Struktur hinein zu bekommen. Das Wichtigste ist, dass du dich nicht verrückt machst. Du musst nicht alles perfekt machen. Wenn du z. B. Lust auf ein Glas Milch hast, dann trinke es auch. Dich dabei unter Druck zu setzen, schadet deinem Körper mehr als es einfach zu machen. Achte einfach nur darauf, dass du es nicht zur Gewohnheit werden lässt.

Du wirst merken: Sobald du die ersten positiven Veränderungen an deiner Haut und in deinem Wohlbefinden feststellst, wird es kaum mehr eine Herausforderung sein.

Etwas Wichtiges noch zum Schluss: Du bist nicht alleine! Es gibt unheimlich viele Frauen da draußen, die ähnliche Beschwerden haben wie du. Jede hat ihre eigene Geschichte. Nutze die Community und tausche dich aus. Zu wissen, dass man mit den Problemen nicht alleine ist, kann schon viel Positives bewirken. Dafür gibt es die geschlossene Community von Generation Pille auf Facebook. Dort findest du ganz viele tolle Frauen, die ähnliche Erfahrungen gemacht haben und dir dabei helfen können, dir den Weg zu deinem Ziel zu erleichtern.

Du findest die Gruppe auf Facebook unter:
Pickel - was hilft?

So, und jetzt freu dich darauf, dass du etwas verändern kannst!

#HAUTKLAR

Mach dir Notizen!

Dein Masterplan zur reinen Haut
... *von innen*

ÜBERDENKE DEINE ERNÄHRUNG!
Was gibt es täglich bei dir zu essen? Was isst du zwischendurch? Notiere dir deine Gerichte und schaue, wo du etwas mehr gesunde Fette (Olivenöl, Avocado oder Leinöl) einbauen kannst. Achte auf deine Proteinzufuhr. Isst du ab und zu mal Eier?
1 - 2 x die Woche Fleisch und Fisch aus biologischer Zucht werden deinen Proteinhaushalt auffüllen. Was sind deine Kohlenhydrat-Quellen? Reduziere Weizenprodukte und verwende mehr Amaranth, Quinoa, Linsen und frisches Gemüse.

MEHR WASSER!
Dem Kapitel „Nieren" kannst du entnehmen, wie viel Wasser dein Körper ungefähr benötigt. Versuche 1 Woche lang mehr stilles und klares Wasser zu trinken. Am besten gewöhnst du dir an, immer eine Flasche Wasser bei dir zu haben und zwischen den Mahlzeiten große Mengen zu trinken. Mit etwas Zitronensaft oder Beeren kannst du dein Wasser aufpeppen.

BITTERSTOFFE FÜR DIE LEBER!
Mein Tipp: Hol dir ein Bitterstoffgetränk aus Enzian, Löwenzahn und/oder Brennnessel oder baue mehr Bitterstoffe in deine Ernährung ein, z. B. mit Rucola oder Chicorée.

REINIGE DEN DARM!
Eine Darmreinigung: Tun wir dem Darm mal etwas Gutes und geben ihm vier Wochen Auszeit von Glutenprodukten, Milch und Zucker. Anfangs scheint es etwas schwierig, auf diese Produkte zu verzichten, aber schon nach einer Woche wird es einfacher. Nutze Alternativen wie Hafermilch, Kokosjoghurt und glutenfreie Nudeln. Unterstütze deine Darmflora auch langfristig mit guten Probiotika durch Sauerkraut oder Kimchi.

#HAUTKLAR

Dein Masterplan zur reinen Haut
... von außen

AKUTE PICKEL BEKÄMPFEN!
Solltest du akute entzündete Pickel haben, dann tupfe etwas ätherisches Wacholderbeerenöl darauf. Die Wacholderbeere hat eine sehr stark reinigende, entgiftende, heilende und lindernde Wirkung.

MACHE EIN GESICHTSDAMPFBAD!
Die Anleitung für ein Gesichtsdampfbad findest du auf Seite 85. Nimm dafür z. B. Lavendel- oder Teebaumöl und mach das Dampfbad 1 x Woche.

EIN TERMIN BEI DER KOSMETIKERIN!
Such dir eine gute und professionelle Kosmetikerin in deiner Umgebung. Am besten eine, die mit Naturprodukten arbeitet und mach ein Termin zur Ausreinigung. Erzähl ihr, dass du die Pille abgesetzt hast und lass dich von ihr mit einer zusätzlichen Massage verwöhnen. Das reinigt die Poren und tut nicht nur deiner Haut gut, sondern auch deiner Seele.

WAS BEINHALTET DEINE KOSMETIK?
Scanne beispielsweise mit der ToxFox-App deine Kosmetikprodukte, schaue, was sie genau beinhalten und tausche belastete Produkte aus. Nutze am besten Naturprodukte auf Basis von Aloe Vera.

NICHT DRÜCKEN!
Vermeide grundsätzlich, deine Mitesser auszudrücken. Narben und entzündete Pickel können entstehen. Solltest du aber doch mal einen stark eitrigen Pickel haben: Nur mit gewaschenen Händen und Taschentuch. Setze mit zwei Fingern vorsichtig um den Pickel an und ziehe in die entgegengesetzte Richtung. Ja genau, ZIEHEN und nicht drücken. Desinfiziere den Pickel danach mit Teebaumöl.

NIMM DICH WICHTIG!
Besuch eine Sauna, nimm eine Yogastunde, mach einen langen Spaziergang in der Natur oder nimm dir etwas vor, was du schon immer für dich tun wolltest. Gib dir eine Auszeit und versuche, sie bewusst zu genießen!

#HAUTKLAR

Ein kleines Extra

Rezepte

Quinoa Porridge mit Apfel und Zimt

100 g Quinoa
200 ml Wasser
200 ml Hafermilch
1 TL Reis- oder Agavensirup
1 TL Zimt
½ Apfel

Gib den Quinoa zusammen mit Wasser und Hafermilch in einen Topf. Erhitze den Topf auf mittlerer Stufe und ca. 15 Minuten köcheln lassen. Nun fülle den gekochten Quinoa in eine Schüssel und reibe den Apfel hinzu. Noch etwas Zimt und Reis- oder Agavensirup dazugeben, gut verrühren und fertig ist das Quinoa Porridge.

Dieses Rezept ist perfekt zum Frühstück oder als Snack zwischendurch. Du kannst das Quinoa Porridge auch einen Tag vorher zubereiten und mit zur Arbeit nehmen.

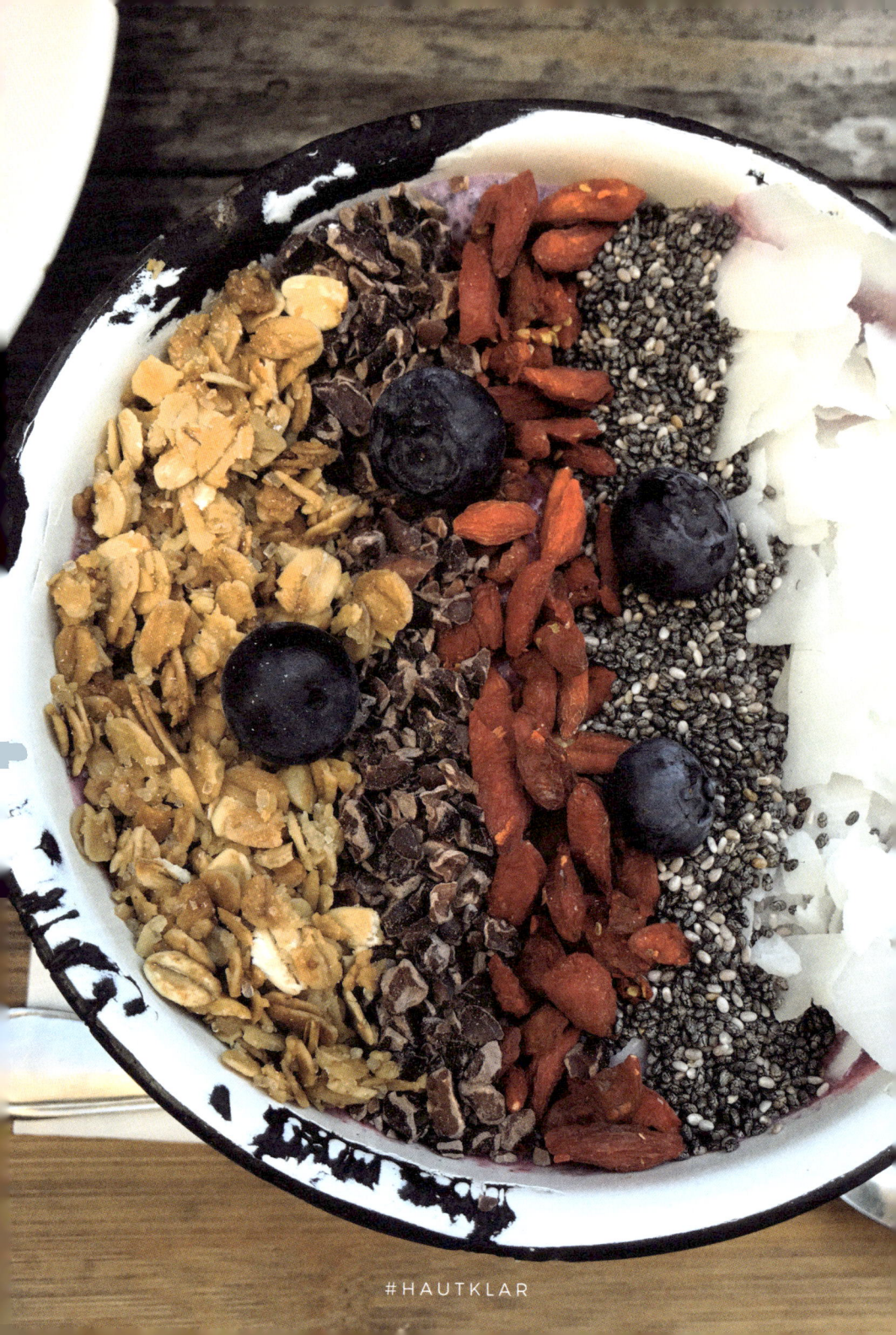

Green Smoothie Bowl

2 Hände voll Spinat
½ grüner Apfel
½ Banane
1 Hand voll Eiswürfel
5 EL Haferflocken (glutenfrei)
Chiasamen
Goji-Beeren
frische Beeren
½ Banane

Gib den Spinat, den grünen Apfel, die halbe Banane, die Haferflocken und die Eiswürfel zusammen in einen Mixer und püriere alle Zutaten, bis eine cremige Konsistenz entsteht.

Nun gibst du den grünen Smoothie in eine Schale und bestreust ihn mit Chiasamen, Goji-Beeren, frischen Früchten wie z. B. Brombeeren, Heidelbeeren und Himbeeren. Schneide die Banane in feine Scheiben und gebe sie ebenfalls hinzu. Die Bowl schmeckt nicht nur fabelhaft, sondern sieht schön angerichtet auch super aus.

Du kannst die Bowl mit deinen Lieblingszutaten bestreuen. Kakao Nibs, Kokosflocken oder Granola schmecken auch super dazu.

REZEPTE

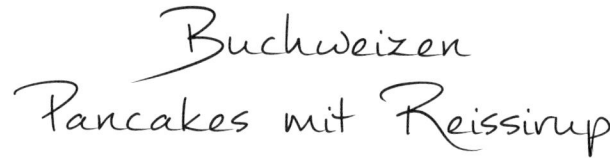
Buchweizen Pancakes mit Reissirup

150 g Buchweizenmehl
1 Banane
2 L Zimt
100 ml Hafermilch
100 ml Mineralwasser (mit Kohlensäure)
1 TL Vanillepulver
1 Prise Salz
1 TL Backpulver
Kokosöl
Reissirup
frische Beeren

Gib das Buchweizenmehl, die Banane, den Zimt, die Hafermilch, das Mineralwasser (unbedingt mit Kohlensäure verwenden, damit der Teig aufgeht), das Vanillepulver, die Prise Salz und das Backpulver in eine Rührschüssel und vermenge alle Zutaten zu einem glatten Teig. Wenn er zu fest ist, gib etwas mehr Mineralwasser dazu, wenn er zu flüssig ist, dann noch etwas Buchweizenmehl hinzugeben. Nun hast du den fertigen Teig für deine Pancakes.

Erhitze das Kokosöl (ca. 1 EL) in einer Pfanne und gib 2 EL von dem Teig hinein. Wende die Pancakes, bis sie schön hellbraun sind.

Dekoriert mit Reissirup und frischen Beeren sind die Pancakes ein absoluter Hingucker und schmecken superlecker.

Rühreier mit Spinat und Paprika

· ·

2 Eier aus Freilandhaltung
100 g Blattspinat
1 Paprika
Kokosöl
Salz und Pfeffer
Paprikapulver

Das ist wirklich kein ausgefallenes Rezept, aber dafür ein Klassiker, denn die Kombination aus Protein und Gemüse ist super. Das Rezept kann man entweder zum Frühstück machen, Mittagessen oder einfach zwischendurch. Wie man eben Lust darauf hat.

Die Eier in eine Schale aufschlagen und mit einer Gabel zerschlagen, so dass sich Eiweiß und Eigelb vermengen. Das Kokosöl in einer Pfanne erhitzen und die Eier dazugeben. Jetzt die Paprika in feine Stücke schneiden und mit dem Blattspinat zu dem Rührei hinzugeben und locker mischen. Mit etwas Salz, Pfeffer und Paprikapulver würzen, fertig.

… REZEPTE

Linsen Bowl mit Gemüse

150 g schwarze Beluga-Linsen
300 ml Gemüsebrühe
2 Hände voll grüne Bohnen
2 Hände voll grüne Erbsen (tiefgekühlt)
1 gelbe Paprika
2 Karotten
Kokosöl
3 EL gelbes Currypulver
Salz und Pfeffer
Chili

Das ist wirklich mein Lieblingsrezept: Es geht schnell, man kann es mit zur Arbeit nehmen und es schmeckt fantastisch.

Gib die Beluga-Linsen auf ein Sieb und spüle sie gut mit Wasser ab. Koche sie dann zusammen mit den in Scheiben geschnittenen Karotten in der Gemüsebrühe ca. 15 Minuten.

Währenddessen gibst du das Kokosöl in eine WOK-Pfanne, fügst das Currypulver hinzu und lässt es kurz anschwitzen. Schneide die Bohnen und die Paprika in feine Scheiben, gib sie zusammen mit den Erbsen in die Pfanne und vermenge alles gut mit der Currysoße. Sobald die Linsen mit den Karotten gar sind, gibst du sie ebenfalls in die WOK-Pfanne.

Jetzt geht's ans Würzen. Gib dafür Chili, Salz und Pfeffer hinzu. Schmecke es ab und würze nach Belieben nach. Serviere dazu frischen Blattspinat und Beilagen deiner Wahl, wie beispielsweise weiße Bohnen, gebratene Karotten oder Reis.

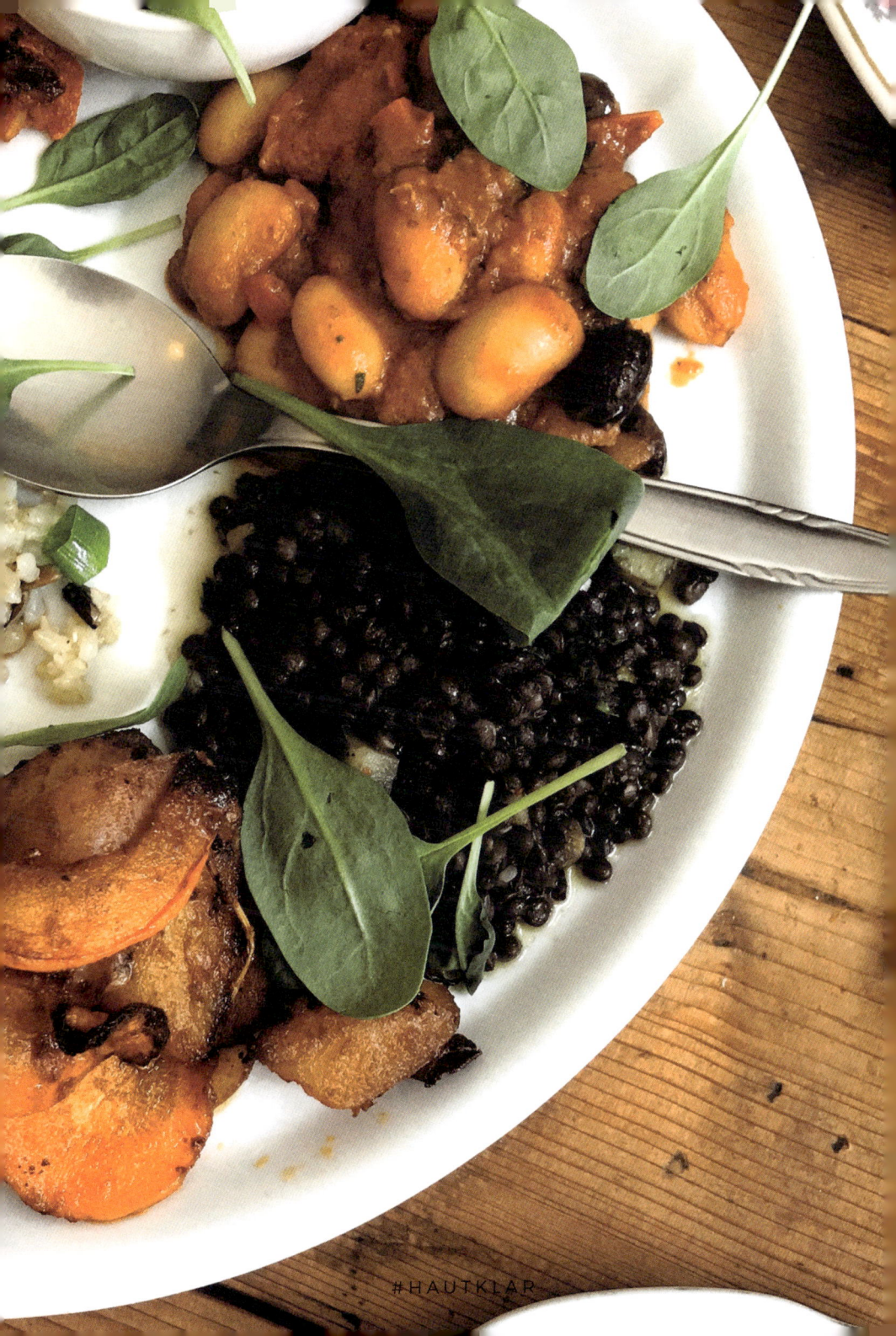
#HAUTKLAR

REZEPTE

Tomaten-Avocado Bagel

1 Bagel/ Brötchen, glutenfrei
½ reife Avocado
1 Tomate
1 TL frische Sprossen
ein paar Blätter frisches Basilikum
1 Knoblauchzehe
3 TL Mandelmus
50 ml Olivenöl
2 EL Balsamico
2 TL Zitronensaft
1 TL Agavendicksaft
Salz und Pfeffer

Für das Pesto: Gib Basilikum, Knoblauchzehe, Mandelmus, Olivenöl, Balsamico, Zitronensaft, Reissirup und ein wenig Salz und Pfeffer in einen Mixer und vermenge alles zu einem cremigen Pesto.

Für den Bagel: Brate dafür den halbierten glutenfreien Bagel bzw. das Brötchen kurz in einer Pfanne an, du kannst natürlich auch einen Toaster nehmen. Dann schneidest du die Avocado und die Tomate in feine Scheiben und belegst den Bagel damit. Gib in die Innenseite des Bagels das Pesto und auch etwas auf die Tomate. Mit frischen Basilikumblättern und Sprossen bekommt der Bagel das gewisse Etwas.

Gebratener Spinat mit Vegan Cheese

2 l Hafermilch
8 EL Zitronensaft
1 Zwiebel
Sonnenblumenöl
1 daumengroßes Stück frischer Ingwer
1 Knoblauchzehe
2 - 3 Tomaten
2 rote Paprika
1 (kleine) Zucchini
400 g frischen Spinat
Curcuma
Chiliflocken
Kreuzkümmel
Salz, Pfeffer, Thymian

Bringe die Hafermilch in einem großen Topf zum Köcheln und würze das ganze mit etwas Salz, Pfeffer und Thymian. Nun fügst du solange den Zitronensaft hinzu, bis die Hafermilch anfängt zu gerinnen. Lege ein Sieb mit einem dünnen Leinentuch aus (Moltontücher sind hierfür hervorragend geeignet) und gieße die geronnene Milch hinein. Die Flüssigkeit abtropfen lassen und das Tuch zubinden. Den so gewonnenen Frischkäse etwa 2 Stunden ruhen lassen.

Währenddessen schälst du die Zwiebel, schneidest sie in kleine Würfel und brätst sie in etwas Sonnenblumenöl in der Pfanne scharf an. Den Ingwer und die Knoblauchzehe ebenfalls schälen, in Streifen schneiden und dazu geben. Dann kommen noch die restlichen Gewürze, also Curcuma, Chilliflocken und Kreuzkümmel, in die Pfanne. Alles für ein paar Minuten anrösten lassen und mit etwas Wasser ablöschen. Anschließend würfelst du Tomaten, Paprika und Zucchini, schneidest den Spinat in schmale Streifen und gibst alles in die Pfanne. Zum Schluss schneidest du den „Frischkäse" in kleine Würfel und brätst ihn ebenfalls in der Pfanne kurz an. (Achtung – der Käse kann leicht zerfallen).

Green Detox Juice

1 Apfel
150 g Brokkoli
1 daumengroßes Stück Ingwer
100 g Spinat
100 g Salatgurke
50 g Datteln
4 EL Limettensaft
2 EL Chia Samen

Das ist der perfekte Smoothie für dein Immunsystem. Durch den Spinat und den Brokkoli bekommt der Smoothie jede Menge Vitamin C.

Wasche den Apfel, den Brokkoli, die Salatgurke, schäle den Ingwer und entsteine die Datteln. Nun gibst du alle Zutaten mit 700 ml Wasser in einen Mixer und mixt es auf höchster Stufe, bis eine cremige Konsistenz entstanden ist. Lecker!

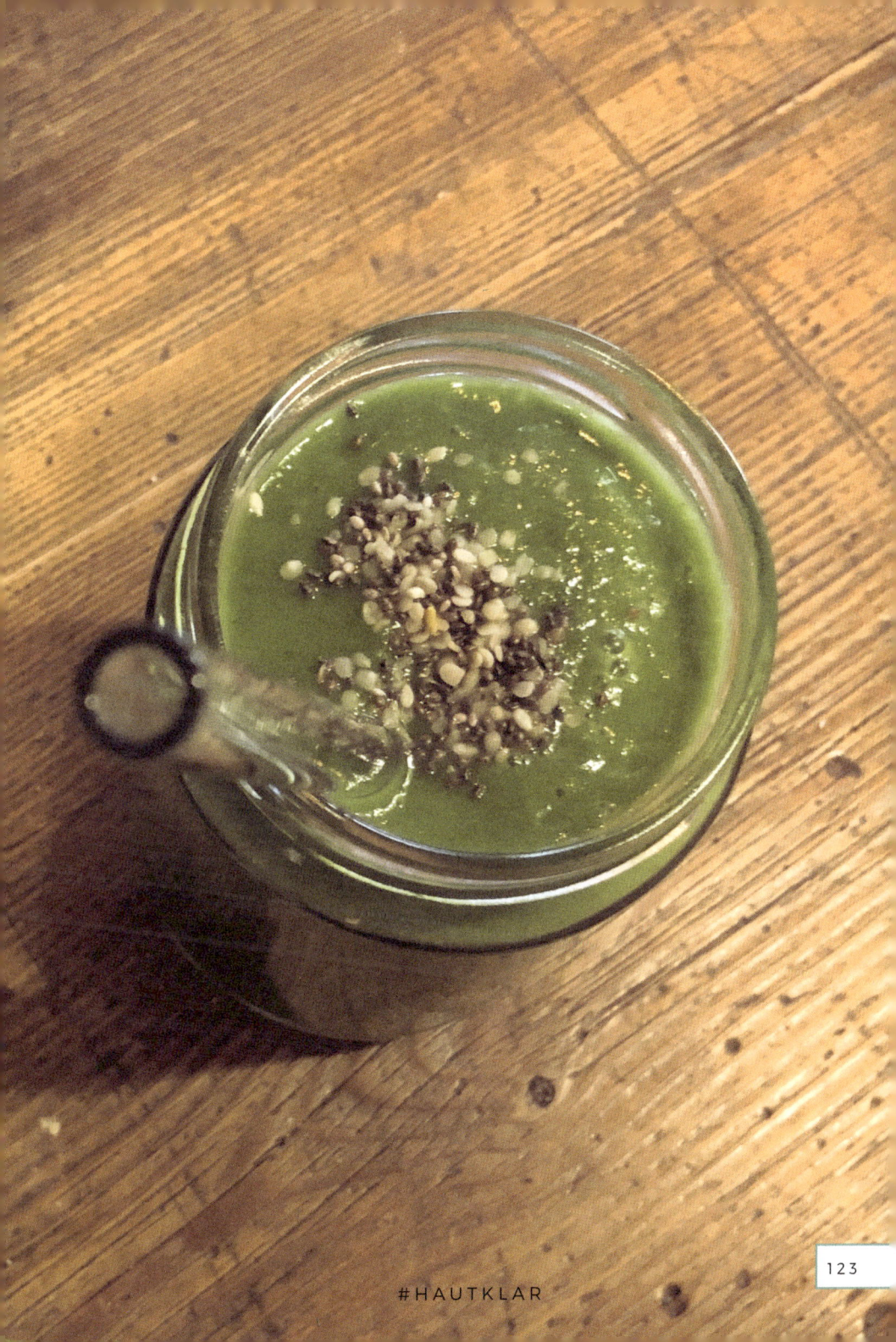

REZEPTE

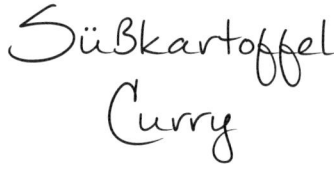

Süßkartoffel Curry

1 große Süßkartoffel
3 Karotten
1 Zwiebel
1 Knoblauchzehe
frischer Ingwer
1 Hand voll Rucola
150 ml Kokosmilch
200 ml Wasser
Currypulver
Chilipulver
Salz und Pfeffer
Sonnenblumenöl

Das Sonnenblumenöl in der Pfanne erhitzen und schon zu Beginn, Salz, Pfeffer, Chili- und Currypulver dazugeben. Die Zwiebel schälen, fein würfeln und darin anbraten. Anschließend Karotten und die Süßkartoffel schälen, in etwa gleich große Würfel schneiden und ebenfalls dazugeben.

Den Ingwer schälen, fein hacken und in der Pfanne mit anbraten. Mit etwas Wasser ablöschen und kurz einköcheln lassen. Die Kokosmilch dazugeben und so lange köcheln lassen, bis das Curry leicht eindickt.

Zum Schluss die Rucolablätter waschen, abtropfen lassen und noch für einige Minuten mitköcheln lassen. Noch einmal abschmecken und mit Reis servieren.

Omas Klassiker
Sauerkraut und Rinderfilet

1 Rinderfilet aus biologischer Haltung
500 g mehlige Kartoffeln
200 ml Wasser
100 ml Hafermilch
20 g Butter
1 gestrichener TL Muskatnuss
Sauerkraut aus biologischem Anbau
Salz und Pfeffer
200 g Tiefkühl-Erbsen
1 TL Gemüsebrühe

Dieses Rezept gab es fast jeden Sonntag bei meiner Oma. Wir beginnen mit dem Kartoffelpüree: Die mehligen Kartoffeln schälen, in Stücke schneiden und in Salzwasser zum Kochen bringen. Sobald die Kartoffeln gekocht sind, gibst du die Hafermilch, Butter, Muskatnuss und Salz und Pfeffer hinzu. Nun mit einem Pürierstab alles vermengen, bis es zu einem fluffigen Kartoffelbrei geworden ist.

Stelle einen kleinen Topf auf und gebe die Tiefkühl-Erbsen hinein. Nun etwas Wasser hinzugeben, so dass sie leicht bedeckt sind. Dann die Gemüsebrühe dazugeben und ca. 10 min köcheln lassen.

Das Sauerkraut kann man schon fertig kaufen, du kannst es nochmals mit etwas Pfeffer in der Pfanne aufwärmen.

Jetzt kommt die Butter in eine Pfanne, erhitze sie auf höchster Stufe. Nun das Filet dazugeben und von beiden Seiten kurz anbraten, mit Salz und Pfeffer würzen, fertig!

Kakao Maca Smoothie

400 ml Hafermilch
1 EL Macapulver
1 TL Chia Samen
1 EL Kakao
1 Banane
3 Eiswürfel

Gerade an kalten Wintertagen liebe ich diesen Smoothie. Ich nennen ihn „Boost your Fertility", denn durch das Kakao und das Macapulver kannst für deine Hormonbildung am Abend nichts Besseres tun. Maca gibt es in verschiedenen Farben, nutze am besten den roten Maca. Er ist besonders gut für ein Hormonungleichgewicht und fördert deine Libido.

Zerkleinere einfach alle Zutaten in einem Mixer. Diesen Smoothie kannst du im Sommer mit Eiswürfeln kalt genießen oder im Winter auch warm (indem du vorher die Hafermilch erwärmst) oder auch bei Zimmertemperatur. Er wird dich super sättigen und ist nicht zu schwer für einen guten Schlaf.

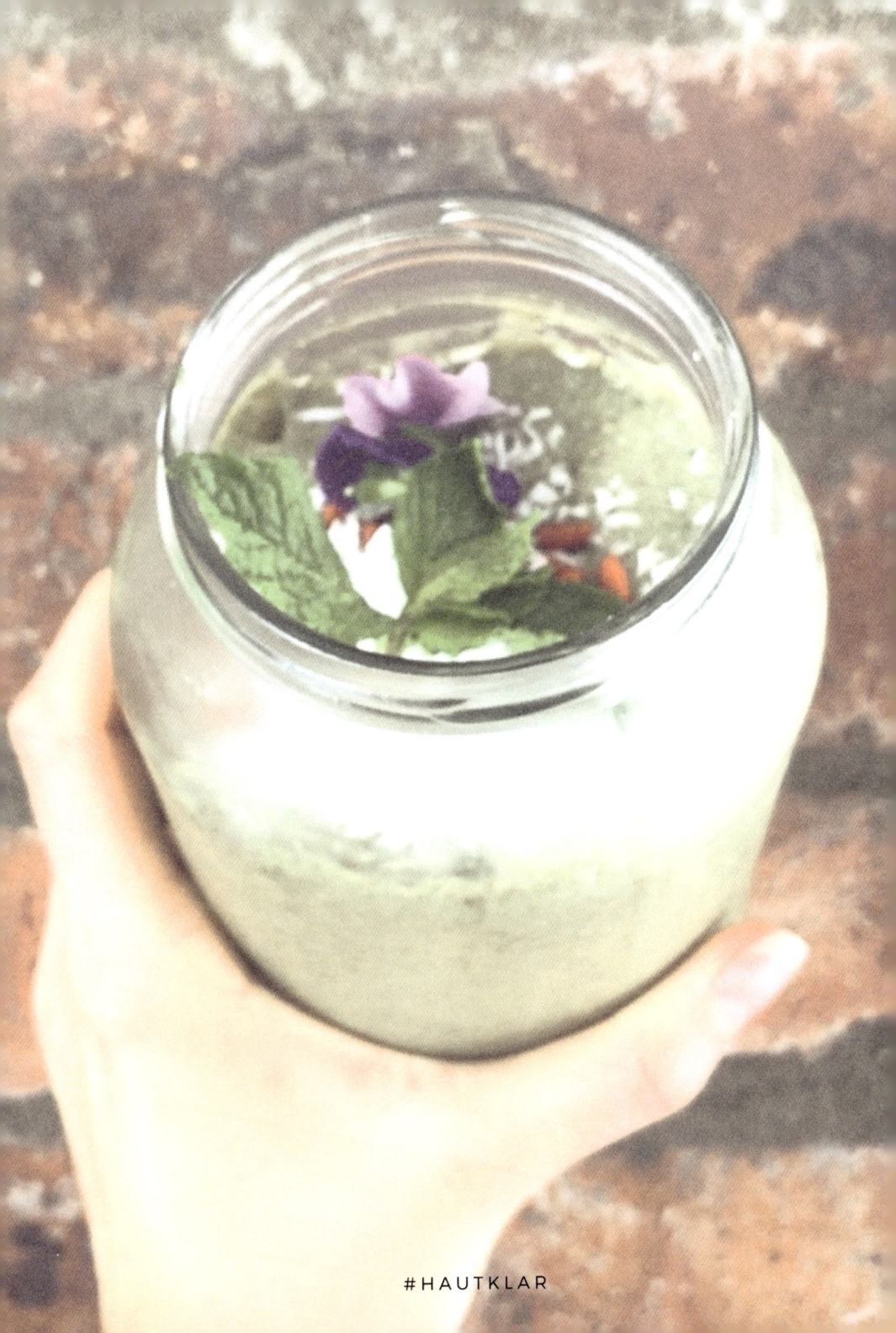

#HAUTKLAR

… REZEPTE

Hot Kurkuma Latte

1 daumengroßes Stück Kurkuma
1 daumengroßes Stück Ingwer
2 Datteln
½ TL Zimt
½ TL Kardamom
1 Prise Salz und Pfeffer
250 ml Hafermilch
200 ml Wasser

Zuerst stellst du eine Kurkuma-Essenz her: Dafür schälst du Ingwer und Kurkuma und entkernst die Datteln. Diese kommen zusammen mit den Gewürzen in einen Mixer. Wichtig ist, dass du einen Hochleistungsmixer hast, so dass die Zutaten gut zerkleinert werden können und eine cremige Konsistenz entsteht. Diese gibst du dann in einen Topf, gibst 200 ml Wasser dazu und kochst das ganze kurz auf. Nun hast du eine Essenz, die du ungefähr eine Woche im Kühlschrank aufbewahren kannst.

Für deinen Kurkuma-Latte: Erwärme eine Tasse Hafermilch und gebe ungefähr 2 EL der Kurkuma-Essenz hinzu. Verrühre es gut und wenn du magst, schäume es etwas auf. Dieses Getränk ist perfekt für kalte Wintertage, denn Kurkuma und Ingwer geben eine schön angenehme Wärme von Innen.

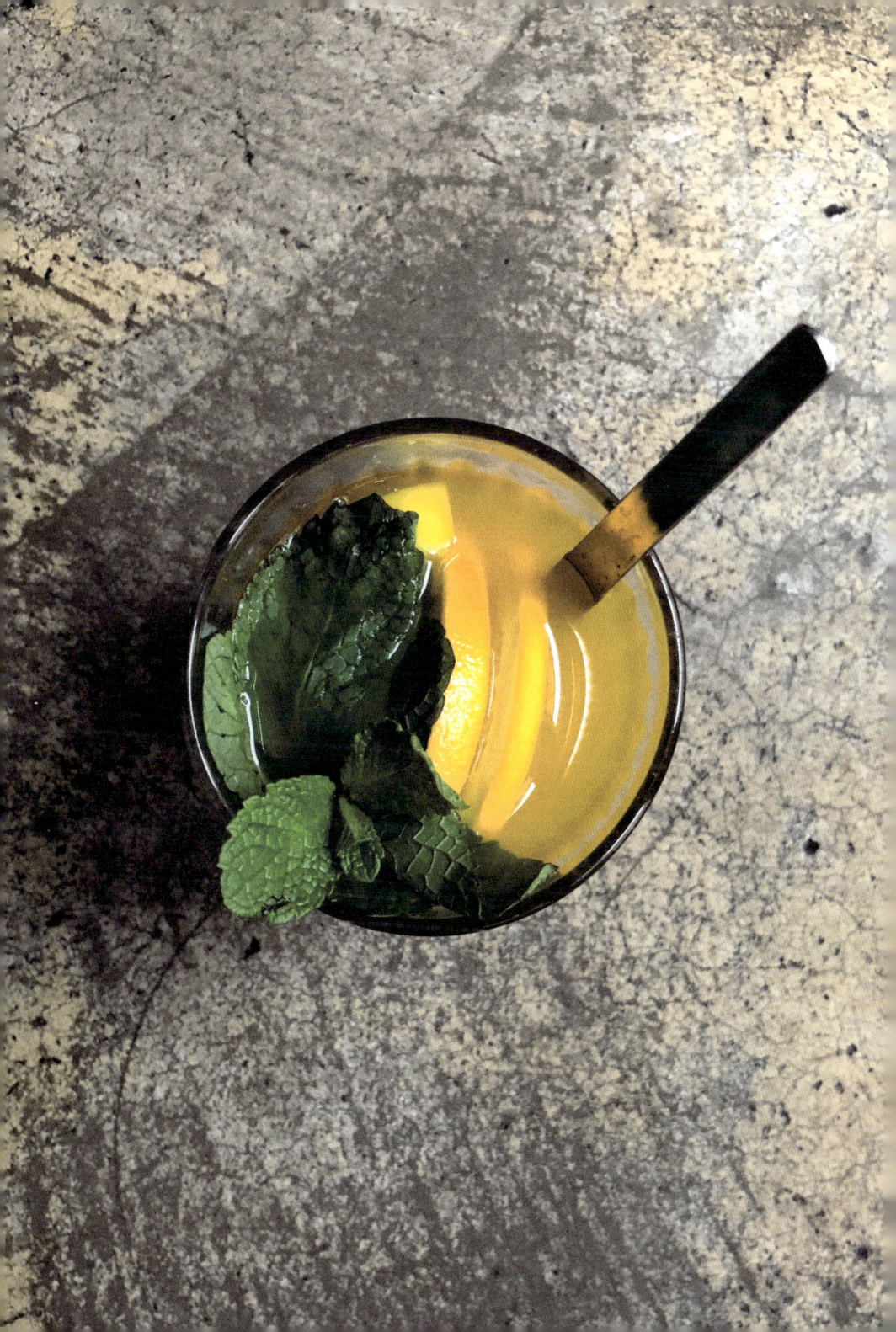

Sprossensalat mit Sesamdressing

2 Hände voll Babyspinat
1 Hand voll Blattsalat
1 Tomaten
1 (kleine) Zucchini
½ Zwiebel
1 Karotte
1 gelbe Paprika
1 EL frische Sprossen
4 Walnüsse
1 ½ EL Tahin (Sesammus)
4 EL Reisessig
3 EL Sojasauce
3 EL Rohrzucker
1 TL Salz

Zuerst wird das Gemüse, also Tomaten, Zucchini, Zwiebel, Karotte und Paprika in feine Stückchen geschnitten und zusammen mit dem Blattsalat und dem Babyspinat in eine Schüssel gegeben.

Für das Dressing gibst du das Sesammus, den Reisessig, die Sojasauce, den Rohrzucker und das Salz in eine Schüssel und verrührst alles gut miteinander, das geht auch mit einem Mixer.

Gib nun das Dressing über den Salat und mische alles gut miteinander. Jetzt noch die frischen Sprossen und die klein gehackten Walnüsse darüber geben und fertig ist der frische Sprossen-Salat.

Guten Appetit!

#HAUTKLAR

... noch Fragen?

Ich freue mich sehr, dass du es bis hierher geschafft hast. Ich weiß, dass diese Fülle an Informationen einen erstmal erschlagen kann. Aber denke immer daran: Überlege dir, was du an deiner aktuellen Situation verändern möchtest und worunter du leidest. Und dann gehe es Schritt für Schritt an.

Das Buch habe ich geschrieben, um Frauen dabei zu unterstützen. Ich weiß wie mühsam es ist, eine unreine Haut zu haben und wie sehr es einen belastet. Doch du bist damit nicht alleine und mit den in diesem Buch beschriebenen Möglichkeiten hast du eine tolle Chance, deine Haut wieder zum Strahlen zu bringen. Du musst sie nur nutzen!

In meiner Ausbildung als Health Coach habe ich gelernt, Menschen dabei auch persönlich zu unterstützen. Falls du also das Gefühl hast, dieses Buch reicht dir nicht aus, um dich zu motivieren oder deine nächsten Schritte zu gehen, freue ich mich auch über ein persönliches Coaching mit dir.

Kontaktiere mich dazu einfach unter: sina@generation-pille.com.

Bleib up to date:
Auf dem Blog generation-pille.com bekommst du wöchentlich neue Informationen rund um die Anti-Baby-Pille, Ernährung, hormonfreie Verhütung, Tipps und Tricks für deine Haut und, und, und... Du kannst uns natürlich auch gern auf unserem Youtube-Kanal „Generation Pille", auf Instagram @generationpille oder auf Facebook besuchen.

Schau einfach vorbei, wir freuen uns auf dich!

Und denk immer daran: Es ist kein Schicksal, wenn man Pickel hat. Unser Körper möchte uns damit etwas sagen. Und genau diese Ursache müssen wir finden und den Körper wieder ins Gleichgewicht bringen. Wenn du jetzt also nicht schon angefangen hast, die ersten Ratschläge aus diesem Buch umzusetzen ...

... dann starte jetzt direkt und sei stolz auf dich, dass du aktiv Verantwortung für deinen Körper übernehmen wirst!

Ich wünsche dir viel Erfolg dabei!

EMPFEHLUNGEN

... hier solltest du mal vorbeischauen!

GENERATION-PILLE.COM
Zusammen mit Isabel schreibe ich auf dem Blog Generation Pille. Dort beschäftigen wir uns mit dem Thema Frauengesundheit. Unser Fokus liegt auf der Aufklärung über die Antibabypille und hormonelle Verhütung. Außerdem finden sich dort auch immer die aktuellsten und besten Alternativen sowie Infos über natürliche Behandlungsmethoden für unreine Haut.

FEMNA.EU
Femna ist ein junges Unternehmen, welches von zwei großartigen Frauen ins Leben gerufen wurde, nachdem sie selbst hormonelle Probleme hatten. Nachdem sie feststellten, dass es kaum gute Zyklustees und weitere hochwertige Produkte speziell für die Bedürfnisse von Frauen allen Alters gibt, haben sie es ganz einfach selbst gemacht! Herausgekommen sind fantastische, hochwertige und leckere Produkte, die jede Frau kennen sollte.

KATIATROST.DE
Katia Trost ist eine hervorragende Heilpraktikerin aus Hamburg mit dem Spezialgebiet Hormonstörungen und Stoffwechselbalance bzw. ganzheitliche Betrachtung der Hormone in Bezug auf Stoffwechsel, Zellenergie und Mitochondrien. Auf ihrem Blog findet man unglaublich viele Informationen zu dem Thema. Sie sagt: „Hormone sind ‚nur' Botenstoffe. Sie können Energie nur bewegen. Steht dem Körper aber keine Energie zur Verfügung, können hormonelle Probleme auch nicht behoben werden."

Diese Bücher könnten dich interessieren!

HAUTNAH
Alles über unser größtes Organ
von Dr. med. Yael Adler

SKIN FOOD
Mit der richtigen Ernährung zu strahlend schöner Haut
von Prof. Dr. Peter Axt

DIE PILLE
… zu Risiken und Nebenwirkungen fragen Sie Ihren Psychotherapeuten
von Theo Ferr

GRUNDLOS ERSCHÖPFT?
Nebennieren-Schwäche – das Stress-Syndrom des 21. Jahrhunderts
von Dr. James L. Wilson

DER BURNOUT-IRRTUM
Ausgebrannt durch Vitalstoffmangel- Burnout fängt in der Körperzelle an
von Kyra Hoffmann

DARM MIT CHARME
Alles über ein unterschätztes Organ
von Giulia Enders

DIE WEIZENWAMPE
Warum Weizen dick und krank macht
von Dr. med. William Davis

EAT DIRT
Why Leaky Gut May Be the Root Cause of Your Health Problems
von Dr. Yosh Axe

DER ERNÄHRUNGSKOMPASS
Das Fazit aller wissenschaftlichen Studien zum Thema Ernährung
von Bas Kast

EMPFEHLUNGEN

ByeBye Pille
In 4 Schritten zurück zur Balance

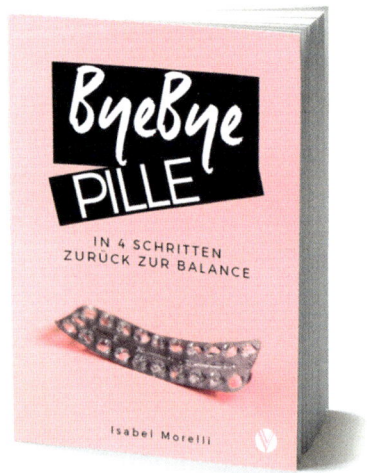

Gemeinsam mit Isabel schreibe ich für den Blog Generation-Pille. Unsere tägliche Mission ist es, Frauen über ihren Körper aufzuklären und sie bei ihren hormonellen Beschwerden zu unterstützen.
Das Thema, unsere Ansichten und unsere gemeinsame Vision haben uns nicht nur als Geschäftspartnerinnen zusammengeschweißt, sondern auch als Freundinnen!

Von ganzem Herzen möchte ich euch Isabels Buch empfehlen. Nachdem sie jahrelang selbst von hormonellen Problemen betroffen war, hat sie ihre ganze Liebe, ihre Energie und ihr enormes Wissen in diesen Ratgeber für Frauen gesteckt, die gerne die Pille absetzen möchten. Das Buch ByeBye Pille liefert dir hilfreiche Tipps und Ratschläge, wie du deinen Körper unterstützen kannst, nach dem Absetzen der Pille wieder in sein hormonelles Gleichgewicht zu finden. Es hilft Frauen dabei, mehr über ihren Zyklus und ihren Körper zu erfahren und die Auswirkungen der Pille zu verstehen.

Danke Isabel für deine tolle Aufklärungsarbeit!